공진단의 비밀

내 몸에 줄 수 있는 최고의 선물

공진단의 비밀

"당신은 충분히 건강해질 수 있습니다"

의사 · 한의사 공저 | 장영용 · 이효선 지음

위너스미디어

공진단의 비밀, 건강한 삶의 비밀

● 미국 면허 시험에 합격하고 뉴욕주 면허 취득
후, 미국 아이들의 학습을 컨설팅하고 불안장애, 강박, 체력 저하 등
으로 고통받는 아이들을 치료하면서 생활하던 어느 날. 아내는 그동
안 꾹꾹 눌러왔던 자신의 꿈을 꺼내놓았습니다.

"나… 의사가 되는 꿈을 반드시 이루고 싶어…."

세계의 중심, 뉴욕 맨해튼에서 펼치리라 믿었던 한의사의 꿈은 사
랑하는 이의 꿈을 이루기 위해 잠시 접어두게 되었습니다. 그리고 저
는 체력이 약했던 아내가 자신의 꿈을 이룰 수 있도록 다양한 방법을
연구했고, 그러한 끝에 '공진단'이라는 작은 알약 하나가 탄생하게 되
었습니다. 공진단은 동의보감(東醫寶鑑)에서 '최고의 보약'이라 일컫
습니다. 단기간에 기를 보충하고 체력을 회복하게 해줄 뿐만 아니라,
우리 몸에 발생한 여러 질환을 해소하고 면역체계를 강화해주기 때
문입니다. 더불어 심혈관계를 튼튼하게 해주고 저하된 장부의 기능
을 올려주는 데도 큰 도움을 줍니다. 무엇보다 '보기보혈', 즉 기를 보

충해주는 것이 가장 큰 효과인데 공진단에 들어가는 약재들이 바로 그 역할을 하기 때문입니다. 공진단은 기억력 증진, 집중력 향상에도 도움을 주어 긴 시간 책상 앞에 앉아 집중해야 하는 수험생들에겐 매우 필요한 약이라 할 수 있습니다.

아내는 공진단을 지속적으로 먹으며 공부를 해나갔습니다. 피로감과 부족한 수면으로 늘 괴로워했던 아내는 얼굴색부터 달라지면서 점점 체력이 좋아져 결국 경희대학교 의학전문대학원에 진학했고, '의사'라는 꿈을 이루게 되었습니다. 체력 또한 공부를 시작하기 전보다 눈에 띄게 좋아진 것도 물론입니다. 그렇게 아내의 꿈을 이루게 되었고, 저 역시 매우 효과가 좋고 수준 높은 공진단을 만드는 노하우를 갖게 되면서 다시 저의 꿈을 펼치게 되었습니다. 제가 만든 공진단은 아내처럼 공부를 하는 수험생뿐 아니라 기력을 필요로 하는 모든 이에게 효과를 나타내면서, 이제는 매월 수천 환 이상을 처방하는 공진단 중점 한의원으로 거듭나게 되었습니다.

아내의 일을 겪으면서, 또 오랜 시간… 진료실의 문을 열고 들어오는 많은 환자들을 마주하게 되면서 확실히 깨달은 것이 있습니다. 가난이나 바쁜 스케줄, 나쁜 상사보다 더 우리를 불행하게 만드는 것은 바로 건강 때문에 자신의 꿈을 이루지 못하게 된 상황, 아무리 발버둥을 쳐도 나아지지 않아 결국 좌절을 반복하게 되는 상황입니다. 그런 상황에 처한 사람들은 공통적으로 표정이 어둡고, 마음의 병이 깊거나 아프고, 지치고 고단한 모습을 하고 있습니다. 제가 이 길을 선택하게 된 이유 역시 건강이 없으면 절대 꿈에 다다를 수 없다는 사실을 일찌감치 경험했기 때문입니다.

초등학교 때 육상선수를 하며 체력을 자신했지만, 공부에 뜻이 있었던 저는 무리하게 학업에 매달리면서 위궤양, 과민성대장증후군, 불면증 등의 각종 질병에 시달렸습니다. 하지만 증상을 완화하는 양의학으로는 도저히 이 모든 질병을 잡을 수가 없었습니다. 한 가지를 고치고 나면 또 다른 증상이 나타났지요. 내 몸은, '열심히 공부해서 원하는 대학에 진학하고, 꿈꾸는 미래로 나아가고자' 하는 나의 마음과는 점점 멀어져갔습니다.

'건강이 없으면 절대 꿈을 이룰 수 없구나….'

하루 세끼를 맛있게 먹고, 적절한 시간에 자고 깨어나며, 종일 깨어 공부하고 뛰어놀아도 잘 먹고 잘 자기만 하면 거뜬히 일상생활이 가능한 몸. 누구에게는 이렇게 건강한 몸이 당연하고, 이러한 일상이 평범하겠지만 어떤 이에게는 이 모든 것이 간절한 소망이 되기도 합니다. 저 역시 그랬습니다. 저는 조금만 더 깨어 맑은 정신으로 공부하고 싶고, 늘 배가 아파 틈만 나면 화장실을 들락거려야 하는 이 고통에서 제발 벗어나고 싶다는 생각을 항상 했습니다. 알약의 수가 늘어갈수록 스트레스도 쌓여갔지요.

그러던 어느 날 이대로 안 되겠다고 여긴 부모님이 저를 데리고 한의원에 갔습니다. 저의 증상과 몸의 상태를 살펴보신 선생님은 치료를 시작하셨습니다. 그렇게 시간이 흐르면서… 놀랍게도 조금씩 차도가 생기기 시작했습니다. 저는 전보다 한결 몸 상태가 좋아지기 시작했고, 어느 일부분이 아닌 전체적인 변화가 몸에 일어났습니다. 이런 경험을 하면서 저는 한의학에 매력을 느끼기 시작했습니다. '한의학'은 몸 전체가 유기적으로 연결되어 있다는 사실을 전제로, 전인적 치료를 중심으로 그 근본적인 원인을 다스리는 의학이라는 점이 무엇보다 제 마음에 다가왔습니다.

그렇게 건강을 회복하면서 저는 수능 시험에서 서울대학교 공대와 경희대 한의대를 동시에 합격했지만, 어려운 가정 형편으로 인해 서울대학교에 진학할 수밖에 없었습니다. 제대 후 저는 제 미래에 대해 진지하게 고민했습니다. 아무리 고민해도 어릴 적 제가 느꼈던 한의학의 매력을 내려놓을 수가 없었습니다.

'그래, 나처럼 몸이 아파 꿈을 이룰 수 없는 사람을 도와주자.'

꼴등만 하던 꼬마가 전교 1등을 하고, 약한 체질로 고생하던 제가 높은 수능 점수를 받은 것은 기적이 아니었습니다. 그건 '마음만 먹으면 할 수 있다.'라는 의지와 강단 때문이었습니다. 저는 과외를 하며 학비를 벌기 시작했고, 다시 수능을 치러 경희대학교 한의과 대학을 입학하고 졸업했습니다. 그리고 이후 단 한 번도 한의사가 된 것을 후회하지 않으며, 지금까지도 사람을 살리고 환자들의 삶의 질을 높이며, 각자의 꿈을 이루기 위해 반드시 필요한 건강을 돌봐주기 위해 노력하고 있습니다.

제가 오늘까지 이렇게 '아픈 사람들을 돌보고 싶다'라는 저의 꿈을 이룰 수 있는 이유, 그것은 바로 '건강' 때문입니다. 아무리 강한 의지가 있어도, 아무리 많은 돈이 있어도, 건강이 없다면 우리의 꿈은 절대 우리의 현실이 될 수 없습니다. 한 번이라도 이러한 경험을 해본 사람이라면, 아마 잘 알 것입니다.

저는 이 책을 읽는 모든 이들에게, '절대 지금도 늦지 않았다.'라는 희망을 건네주고 싶습니다. 공진단은 제가 만난 모든 약 중 가장 탁월한 약으로 오랫동안 고통받아온 우리의 몸을 살리는 데 도움을 줄 수 있습니다. 기적이 현실이 되는 모습을… 저는 이미 수없이 보아왔습니다. 또한 제가 이 책을 쓴 것은, 제가 아는 공진단만이 가진 비밀을 조금이라도 더 많은 사람과 공유하기 위해서입니다. '공진단은 좋은 약이야.'라고 들어왔던 막연한 사실들에 대해서, 구체적으로 짚어주고 설명하면서 왜 우리에게 공진단이 필요하며, 언제 어떻게 복약해야 하는지… 그리고 지금껏 우리가 잘못 알고 있던 공진단에 대한 사실은 무엇인지… 이러한 모든 것을 속 시원하게 풀어놓기 위해서입니다. 오랜 시간 연구해온 내용과 수많은 사례들을 토대로 정리한 이 책이, 건강을 되찾기 위해 힘쓰는 모든 이들에게 귀한 선물이 되기를 바랍니다.

마지막으로 이런 이야기를 쓰고 싶습니다. 꿈을 이루는 비결, 그것은 바로 건강한 삶에 있다는 것. 그리고 그 건강한 삶은 지금 바로 오늘, 나 자신을 사랑하고 내 몸을 들여다보는 일에서 시작한다는 것을요.

저는 공진단을 한 알 한 알 만들고 또 처방할 때마다 간절히 기도 합니다. 이것을 먹는 그 짧은 시간만이라도 세상에서 가장 소중한 내 몸을 절대 외면하지 않고 돌보기를. 남은 내 삶 중 '오늘'이 가장 빠른 날이라고 누군가 말했습니다. 이 책을 펼쳐 든 바로 이 순간이, 건강에 대한 소중함을 되새길 가장 빠른 날임을… 꼭 기억하길 바랍니다.

– 한의원 연구실에서
장영용

Contents

— **Part 4** 만성피로부터 암까지
모든 질병을 이기는 공진단의 힘

만성피로 환자 | 치매 환자 | 체력이 저하된 수험생 | 갱년기, 갱년기로 인한 불면증 환자 |
이명 환자 | 업무능력, 집중력이 저하된 직장인 | 수술 후 회복 환자 | 뇌경색, 뇌출혈 이후
재활 환자 | 산후 회복이 필요한 여성 | 심한 불면증으로 인한 전신 쇠약 환자 | 비염, 중이
염, 대상포진 등 만성 면역력 저하 환자 | 구안와사 환자 | 교통사고 후 회복 환자 | 항암치
료 전후의 환자 | 만성통증 환자 | 성 기능이 저하된 남성 | 노환으로 거동이 쉽지 않으신
분 | 임신 준비 중인 여성 | 만성편두통 환자 | 수족냉증, 손발저림이 있는 환자 | 해외여
행 전후

— **Part 5** 당신이 오래오래 건강하면 좋겠습니다

"당신은 충분히 건강해질 수 있습니다"
사랑하는 사람을 위해 만들어진 최고의 보약!
많은 환자들에게 행복한 삶을 선물해준
공진단 이야기

Part 1

·

마법의 한 알,
공진단의 세계

拱辰丹

사랑하는 사람을 위해 만들어진 공진단

● 플라톤이 그런 말을 했습니다. "사랑의 손길에 모든 사람은 시인이 된다."라고 말입니다. 내 삶을 비추어볼 때 저는 이 명언을 이렇게 바꾸어보고 싶습니다. "사랑으로 인해 모든 사람은 명의가 된다."라고 말이죠. 사랑하는 사람의 극진한 보살핌과 상대를 걱정하는 진심 어린 마음은 그 어떤 약보다 강한 힘을 지니는 것 같습니다. 그 마음은 때때로 절대 고치지 못할 병을 고치고 죽은 사람을 살려내기도 하니까요. '어떻게 하면 사랑하는 사람을 낫게 할 수 있을까?' 그 고민을 하고 노력을 하는 순간부터 우리는 명의가 되기 시작합니다.

지금 '공진단'에 있어서만큼은 아마도 저만큼 많은 공을 쏟은 사람이 없어 보입니다. 물론 저 외에도 많은 분이 공진단에 대한 연구를 해오고 있겠지만, 저의 경우, 한의사로 지낸 시간 동안 아마도 가장 오랜 시간을 쏟은 분야가 바로 공진단이 아닐까 합니다. 그런 만큼 "어떻게 공진단을 직접 만들게 되었느냐?"라고 질문해오는 경우가 많은데, 그 답은 사실 간단합니다. 바로 "소중한 사람을 지키고 싶은 마음." 때문이었습니다.

제 아내는 결혼 후에도 공부에 대한 미련을 버리지 못했습니다. 의학전문대학원 입학시험을 치르고 의대에 진학하겠다는 꿈을 버리지 못한 아내는 어느 날 조심스레 이야기를 꺼내왔습니다.

"여보, 나 의대에 도전해보고 싶어. 지금이 아니면 못할 것 같아."

하지만 저는 아내의 말에 곧바로 "그래. 한번 해보자."라고 말할 수가 없었습니다. 공부하기엔 늦어서라고 생각하거나, 합격의 가능성이 없어서 그랬던 게 아니었어요. 저의 걱정은 오직 하나였습니다. 아내가 가진 공부에 대한 욕심만큼 체력이 따를 수 없으리란 걸 알았기 때문입니다. 아내는 기본적으로 타고난 체력이 약해서 쉽게 피로감을 느끼고, 충분한 수면 없이 오래 버틸 수 있는 사람이 아니었지요.

저는 한의사가 되기 한참 전부터 수험생들의 족집게 과외를 해왔습니다. 이미 그 업계에선 꽤 유명했기에 공부에 대해서는 어느 정도 자부심이 있었던 저는 '공부는 결국 체력이다.'라는 신념을 가지고 있습니다. 아이큐가 비슷한 경우 결국 누가 1시간이라도 더 오래 책상에 앉아있느냐가 승패를 좌우하는 것이 바로 공부이기 때문입니다. 대부분 상위권에 있는 친구들은 두뇌나 집중력에서 큰 차이를 보이지 않습니다. 따라서 1~2시간이라도 더 오래 앉아서 자신과 싸울 수 있는 친구들이 더 높은 점수를 얻게 됩니다.

게다가 의학전문대학원이라니. 저는 막막했습니다. 의학전문대학원에 진학하려면 최상위권의 점수를 노려야 하는데, 그러기에 아내의 체력은 이미 바닥인 상태였으니까요. 잠을 충분히 자지 못하면 늘 피로에 시달려야 할 테고, 그러다가 쓰러지기라도 하면 몇 날 며칠을 그냥 날려버려야 할 게 뻔했습니다. 며칠을 깊이 고민하던 저는 아내에게 조심스레 말을 꺼냈습니다.

"당신 뜻은 충분히 알겠어. 이런 말 서운하게 들릴 수도 있겠지만, 나에겐 당신 몸이 먼저야. 그러니 몸부터 관리한 후에 도전해보면 어떨까."

하지만 아내의 대답은 확고했어요. 더 늦으면 안 될 것 같다는 것이었죠. 그리고 아내는 기어이 도전장을 던지고 공부라는 긴 레이스에 뛰어들었습니다.

간절함이 이룬 기적

일단 의욕적으로 공부를 시작했고, 매일 시간표를 짜놓고 그대로 지키려고 노력했지만, 예상대로 상황은 녹록지 않았습니다. 아내는 2~3시간 정도 집중을 하고 나면 많이 예민해져서 식욕이 감퇴했고, 잘 먹지 못하고 잠도 깊이 들지 못하니 피로가 누적되어 갔어요. 보통 고3 수험생들이 그렇듯 그날 해야 할 만큼 충분히 목표를 달성하지 못하면 자리에 누워도 깊이 잠이 들지 못하고 설치기 마련입니다. 게다가 자주 깨면서 쪽잠을 자다 보니 곧 수면 시간과 깨어 있는 시간이 모호할 정도의 피로감이 엄습해오지요. 아내 또한 며칠 잘 버티는가 싶다가 쓰러지듯 드러누우면 그동안 버틴 것이 허사가 될 정도로 긴 시간 침대에서 일어나질 못했습니다.

하지만 시험에 합격하고 싶다는 생각이 워낙 강했고, 꼭 해내겠다며 제 고집을 꺾고 시작했던 터라 절대 포기한다는 말을 하지 않았어요. 일반 보약을 지어 먹기도 했지만 워낙 체력이 바닥이 난 상황이라 효과가 길게 가지는 못했고, 나중엔 약을 다 넘기기도 힘들어했어요.

아내의 모습을 보다 못한 저는 한의사로서 아내를 위해 제가 할 수 있는 일을 찾아야겠다 싶었습니다. 그렇게 밤낮으로 고민을 하기 시작했고, 그렇게 탄생하게 된 것이 바로 수석공진단입니다. 동의보감(東醫寶鑑)에서 '최고의 보약'이라 적혀 있는 공진단은 단기간에 기를 보충하고 체력을 회복하게 해주는 보약 중의 보약입니다. 특히 우리 몸에 발생한 여러 질환을 해소하고 면역체계를 강화해주지요. 더불어 심혈관계를 튼튼하게 해주고 저하된 장부의 기능을 올려주는 데도 큰 도움을 줍니다. 뒤에서 더 자세히 이야기하겠지만 앞에서 말한 대로 '보기보혈' 즉 기를 보충해주는 것이 가장 큰 효과인데, 공진단에 들어가는 약재들이 바로 그 역할을 하기 때문입니다. 무엇보다 공진단은 기억력 증진, 집중력 향상에도 도움을 주기 때문에 긴 시간 책상 앞에 앉아 집중해야 하는 수험생들에겐 공진단만큼 필요한 약은 없다는 생각이 들었습니다.

공진단은 특별히 좋은 약재들이 필요하고 만드는 데 오랜 시간과 노력이 들어가기 때문에 쉽게 다룰 수 있는 약은 아닙니다. 하지만 당시 저는 아내가 아프지 않고 자신의 목표에 도달할 수 있게 하고 싶다는 생각 하나뿐이었습니다. 동의보감과 각종 자료들을 연구하고 또 기존에 제가 공부했던 내용을 바탕으로 최고의 약재들을 구하고, 직접 제작을 하면서 그 과정에도 엄청난 공을 들였습니다.

아내를 사랑하는 저의 마음이 전해졌던 것일까요? 아내는 점점 기력을 회복하더니 눈에 보이도록 얼굴색부터 달라졌습니다. 긴 시간 잠을 자지 않아도 훨씬 질 높은 수면을 취하게 되었고, 집중하는 시간에도 총기가 발휘되었습니다. 아내는 전보다 한결 덜 피곤하고, 혹여 좀 무리가 되더라도 원기를 회복하는 시간이 짧아져 살 것 같다고 말했습니다. 저는 매일 업그레이드하며 더 정성스럽게 공진단을 만들어 아내에게 주었고, 동시에 제가 여태까지 쌓아온 공부법 노하우를 모두 전수해주면서 아내의 도전을 도왔습니다.

물론, 결과는 좋았습니다. 아내는 긴 시간 노력 끝에 경희대학교 의학전문대학원에 진학했고 원하는 꿈을 이뤄 지금은 의사가 되었습니다. 체력 또한 공부를 시작하기 전보다 눈에 띄게 좋아졌고요. 시험에 합격했다는 통보를 받던 날엔 눈물이 날 정도로 기뻐서 한껏 서로를 안아주었던 기억이 납니다. 아내는 시험에 합격해 꿈을 이뤘고, 저에게도 아내를 위한 극진한 마음에 대한 보상이었는지 큰 선물이 주어졌습니다. 바로 '공진단'을 만드는 데 대한 노하우를 가지게 되었다는 것입니다.

아내를 위해 만든 공진단은 당시 시험 준비 중이었던 처남에게까지 큰 효과를 보이면서 저는 적극적으로 환자들을 위해 공진단을 만들기 시작했습니다. 이런 노력은 수험생들을 위한 수석공진단 특허로 이어졌습니다. 그리고 지금은 매월 5천 환 이상을 처방하는 공진단 전문 한의원으로 거듭나게 되었지요.

이제 이 책에 공진단에 대한 정보와 사례들을 담아볼까 합니다. 아내로부터 시작되어 환자들에게 건강하고 높은 삶의 질을 선물해 준 공진단 이야기. 그것은 제게 늘 큰 감동을 안겨주는 생생한 이야기로 다가옵니다. 그리고 저는 이 책을 통해 극적으로 건강을 되찾고, 불가능을 가능으로 만들어낸 공진단의 비밀을 전달하려 합니다. 그동안 일목요연하게 정리되지 않고 많은 이들에게 의문을 품게 했던 공진단에 대해 명료하게 설명하고, 여러 이름 모를 질환들과 병으로 가기 전 단계인 미병(未病)에서부터 심각한 만성질환까지… 다양한 사례들을 풀어볼 것입니다. 이 이야기들은 지금 이 책을 읽는 모든 이들에게 희망이 되어주리라 생각합니다. 이 책을 읽는 모든 분들이 반드시 건강을 회복함으로써 가슴에 품고 있는 꿈을 실현하고 더 멋진 삶에 도전하길 바랍니다.

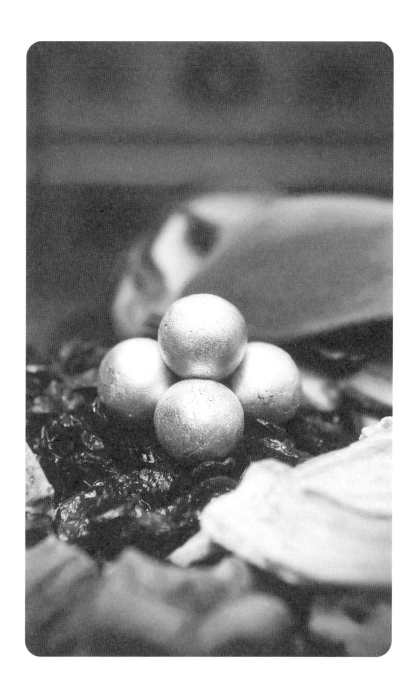

공진단의 비밀

● "공진단은 우황청심환이랑 같은 건가요?"

"공진단이라는 약이 실제로 동의보감에 나오는 건가요?"

"공진단은 대체 왜 그렇게 비싼 건가요?"

"공진단은 어디에서 파는 것이든 다 똑같은 제품인가요?"

"공진단은 아무나 먹어도 되는 건가요?"

제가 공진단을 처방해줄 때면 먼저 이런 질문들을 숱하게 받게 됩니다. 아마 가장 일반적인 궁금증이 아닐까 합니다. 공진단은 크기와 모양이 마치 우황청심환과 비슷하게 생겼기 때문에 같은 약이라고 생각하는 분들도 종종 있어요. 우황청심환을 먹으면 공진단과 비슷한 효과를 보리라 생각하기도 하지요. 하지만 실은 두 약은 각각 다른 기능을 갖고 있고 때로는 반대의 작용을 하기도 합니다.

드라마를 보면 어떤 문제로 골머리를 앓고 있는 어른들이 곧 쓰러질 것처럼 스트레스가 심할 때 "청심환 한 개 가져와라." 하고 말합니다. 또 오디션 프로그램에서 무대를 앞둔 사람이 청심환을 먹는 모습을 보기도 합니다. 즉 심한 긴장 상태에 있거나 불안감을 느낄 때 우황청심환을 먹는 경우가 많지요. 우황청심환은 올라온 기운을 내리고 긴장을 해소하는 효과가 있는 약이라고 할 수 있습니다.

이에 반해 공진단은 떨어져 있는 기운을 올리는 작용을 합니다. 공진단의 효능은 꽤 다양하고 명확하기 때문에 여기에 대해선 차근차근 설명해 가보도록 할게요. 어쨌든 중요한 것은 우황청심환은 공진단과는 전혀 다른 약이기 때문에 피로가 느껴지거나 기운이 없을 때 먹으면 오히려 더 축 늘어지거나 힘이 빠질 수 있습니다. 두 약은 분명히 다르다는 것을 알고 자신에게 잘 맞게 처방을 받아

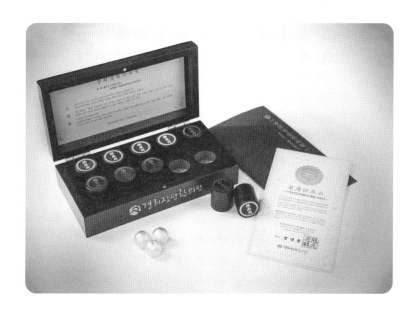

야 할 것입니다.

　그다음으로 많이 하는 질문이 바로 '공진단이 실제로 있는 약인가?' 하는 것입니다. 공진단은 동의보감에도 등장하는데 앞에서 말한 것처럼 '최고의 보약'이라고 기록되어 있습니다. 공진단의 유래는 원나라 시절로 거슬러 올라갑니다. 원나라에는 '위역림(危亦林)'이라는 이름을 가진 매우 뛰어난 의학자가 있었습니다. 그는 대대로 의업에 종사한 명문가 사람으로 자신의 삶 역시 의학을 연구하는 데 모두 바쳤다 해도 과언이 아닙니다. 그는 원대(元代)의 의학 13과목을 참고하여 고대 의방(병이나 상처를 고치는 의술)과 집안 대대로 내려온 방제(약제를 적절히 조합하는 일) 경험을 바탕으로 10년이라는 시간 동안 19권의 책을 엮어냅니다. 그것이 바로 '세의득효방'이라는 책이며 거기에 나오는 처방 중 하나가 바로 '공진단'입니다. 당시 공진단은 '최고의 보약'이라는 이름에 걸맞게 황실에 진상되어 황제와 황후의 건강을 지켰다고 합니다.
　그렇다면 공진단에는 왜 '최고의 보약'이라는 이름이 붙었을까요?

공진단이 최고의 보약이라 불리는 이유

　현재 저는 개원 후 20만 환 이상의 공진단을 처방하고 있습니다.

이미 공진단의 효과를 경험한 분들이 공진단을 찾는 경우가 많은데, 아예 1년 치를 사두고 복용을 하는 분도 있을 정도입니다. 그만큼 확실한 효과를 보았다는 뜻도 되겠지요. 하지만 공진단을 사용해보기 전까지는 그 효과에 대해 의심을 하기 마련입니다.

"좋다는 말은 들었지만 어쩐지 좀 미심쩍어요."

"비싸기만 하고 별거 없는 거 아닐까요?"

하지만 저는 이런 의문에 대해 있는 그대로 답하곤 합니다. 실제로 저를 찾아오는 분들 중에는 김보성, 서경석 등의 연예인들은 물론 수많은 수험생과 남녀노소 할 것 없이 전 연령대가 매달 공진단을 처방받고 있기 때문입니다. 효과가 없거나 처음과 다르다면 이렇게 많은 사람이 저를 다시 찾는 일은 없었을 것입니다. 하지만 이미 수년 이상 그 발걸음이 이어지고 있으니 효과가 확실하다는 것은 고객이 증명을 해주는 셈입니다. 게다가 특별한 마케팅이 없어도 입소문을 타거나 이미 처방을 받은 분들이 주변인들에게 소개를 해주는 일 역시 비일비재해 더욱 그 발길이 끊이지 않고 있습니다.

이유는 간단합니다. 공진단이 실제로 최고의 보약이기 때문에 그렇습니다. 공진단은 우리 몸에서 항산화 작용을 하며, 체내에 발생한 각종 질환을 해소하고 면역체계가 강화되는 데 도움을 줍니다. 특히 중추신경계 질환이 있는 분들이 효과를 많이 보고 있습니다. 또 공진단은 체내에서 생성된 염증들을 해소하고 심혈관계를 튼튼하게 만드는 데에 도움을 주며, 이 외에도 저하된 장부의 기능과 생식능력을 강화하는 데도 탁월한 효과가 있습니다.

한의학적으로 이야기하자면 '보기보혈(補氣補血)' 즉 기와 혈을 올려주는 것이 가장 대표적인 효과라 말할 수 있는데, 이는 공진단에 들어가는 약재들이 보기보혈의 대표 약재들(녹용, 당귀, 산수유)과 이 약재들의 효능을 인경하는 사향으로 이루어져 있기 때문입니다. 여기서 '인경(引經)'이란 한의학에서 약재가 몸 전체가 아닌 특정한 부분에서 치료 효과를 낸다는 의미인데요. 공진단을 먹으면 '사향(麝香)'이 보기보혈을 하는 약재들을 우리 몸 중 좋지 않은 곳으로 인경해줍니다. 이로 인해 병증을 풀어주는 효과를 보게 되는 것이지요.

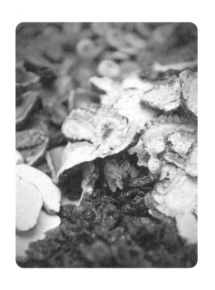

또한 최근에는 현대인들이 두려워하는 치매와 중년층의 고민인 갱년기 증상을 해소하는 데에도 공진단이 도움을 준다는 사실이 알려지면서 다양한 연령대에서 찾고 있습니다. 이 밖에도 신경보호, 대사성질환에도 뛰어나고 아내에게 도움을 준 기억력 증진, 집중력 향상에도 큰 효과를 보입니다. 이처럼 공진단은 우리 몸의 부족한 부분을 보강하고 과한 부분은 억누르며 인체 균형을 바로 잡는 데 도움을 주는 효과로 널리 쓰이고 있습니다. 따라서 꾸준히 복용하

는 것이 건강에는 큰 도움이 됩니다. 간혹 공진단이 우황청심환처럼 특별한 상황에만 먹는 약이라고 생각하는 경우가 있는데, 그렇지 않답니다.

제 아내가 수험생이었기 때문에 처음에는 수험생들을 위한 특별한 공진단을 만드는 데 주력했습니다. 그렇게 탄생한 것이 총명탕과 수석공진단입니다. 때때로 "그걸 먹으면 정말 공부하는 데 도움이 되나요?"라는 질문을 받기도 하는데, 사실 제가 공진단을 처방하는 환자들의 상당수가 수험생일 정도로 많은 분들이 총명탕과 수석공진단을 찾는 것이 사실입니다.

공부는 인간이 꿈을 성취하고 삶의 목표를 이루기 위한 과정에서 매우 중요한 부분을 차지합니다. 물론, 여기서 공부란 꼭 학교에서 배우는 학업 과정이나 시험을 통한 합격을 의미하는 것은 아닙니다. 인생의 소중한 경험들도 공부의 일부가 될 수 있습니다. 하지만 대학을 통해 자신의 재능을 알아보고 전문적인 공부를 해나가기 위해서 학업을 위한 공부는 필수적일 것입니다.

저 역시 제가 원하는 길을 찾기 위해 수학능력시험을 다섯 차례나 치른 적이 있습니다. 그렇게 서울대 공대와, 경희대 한의대 등에 재학하면서 제가 정말 하고 싶은 것을 찾기 위해 노력했습니다. 그러다 보니 수험생들의 컨디션과 그들이 힘들어하는 부분이 무엇인지 누구보다 잘 아는 사람이 되었습니다. 공부를 하기 위해 어떤 부분이 갖추어져야 하는지, 결국 자신과의 싸움인 공부에서 이기기 위해서 어떤 것이 필요한지… 이런 것들을 경험으로 알게 된 것이죠. 공진단은 아내와 처남의 사례만 보아도 알 수 있듯 공부의 기본인 '체력'과 '집중력' 그리고 '기억력'을 위한 최고의 준비가 되어줍니다. 이 효과를 누구보다 잘 알고 있기에 자신 있게 처방해줄 수밖에 없는 것입니다.

내 몸에 줄 수 있는 최고의 선물

언젠가 어떤 책에서 "내 몸에 대한 예의를 지키자."라는 말을 본 적이 있습니다. 저는 이 문장이 참 와닿았습니다. 그리고 고민해보게 되었습니다. 내 몸에 대한 예의를 지킨다는 건 어떤 뜻일까. 그건 바로 내 몸을 함부로 대하지 않는 것, 즉 내 입으로 들어가고 내 피부를 통해 접하는 모든 것들이 곧 '나'를 만들기 때문에 최고로 좋은 것만 주기 위해 노력해야 한다는 뜻이었습니다. 현대인들은 자신의 몸에 예의를 지키기에는 매우 좋지 않은 환경 속에 놓여있습니다. 눈만 돌리고 손만 뻗으면 언제든지 먹을 수 있는 인스턴트 음식들과 배달 음식들이 있으니까요. 또 생활습관 또한 우리의 몸을 망쳐놓습니다. 무분별한 핸드폰 사용, 질 낮은 수면, 불규칙한 생활, 잦은 스트레스 등은 우리의 몸을 아프게 하기에 충분합니다.

몸이 아프다면 우리는 어떤 것도 할 수가 없습니다. 소중한 사람과 함께할 수도, 여행을 갈 수도, 취미를 즐길 수도, 공부를 하거나 새로운 일에 도전할 수도, 꿈을 이룰 수도 없습니다. 그래서 우리는 자신의 몸에 대한 예의를 갖추어야 하는 것입니다. 내 몸에 잘 맞는 좋은 음식을 먹기 위해 노력하고, 스트레스를 관리하며, 규칙적인 생활습관을 들이기 위해 최선을 다해야 하는 것입니다. 또한 내 몸 어딘가가 '아프다'라는 신호를 보낼 때는 그것을 무시하지 말고 언제든 병원을 찾거나 진단을 받고, 부족한 부분을 보충하고 아픈 부분을 치료하기 위해 노력해야 합니다.

병원을 찾아오는 많은 환자들이 그 시기를 놓치거나 그동안 자신의 몸을 혹사해온 경우가 많습니다. 워낙 많은 환자들을 만나다 보니 이제 진료실의 문을 열고 들어오는 순간부터 그들의 아픔이 전달되곤 합니다. 그리고 제겐 의사로서 깊은 사명감을 느끼는 순간이 찾아옵니다. 그들이 지금 처한 현실 속에서 겪는 건강으로 인한 고통을 함께 나누고, 가장 적절한 처방을 해주어야 할 때가 왔기 때문입니다.

공진단은 우리의 몸을 지키고 몸의 밸런스를 맞추는 데 매우 탁월한 기능을 하는 약입니다. 그래서 한 번 드라마틱한 경험을 한 사람들은 과감하게 자신의 몸을 위해 투자를 하게 됩니다. 하지만 이 경험을 하지 못한 분들 중에는 공진단의 가격을 듣고 "너무 비싼 것 아닌가요?" "너무 거품이 많은 것 아닌가요?"라고 묻기도 합니다. 물론, 거품은 아닙니다. 그렇다면 공진단은 왜 그렇게 비싼 걸까요.

바로 그 안에 들어가는 핵심 약재인 '사향(麝香)' 때문입니다. 사향은 사향노루 수컷의 향선낭에서 분비되는 특정 분비물을 건조한 것으로, 공진단의 핵심 한약재입니다. 공진단의 효능은 사향이 80% 이상을 좌우한다고 해도 과언이 아닙니다. 사향이 없다면 공진단의 효과를 기대할 수 없다는 뜻이기도 하지요. 문제는 이 사향노루가 CITES 품목에 속해 있어 오직 의료기관에서만, 그것도 일정량만이 수입 가능하다는 것입니다. CITES란 'Convention on international Trade in Endangered Species of Wild Flora and Fauna'의 약자로, 멸종위기에 처한 야생 동·식물종의 무분별한 포획 및 채취를 제한하고 엄격하게 규제함으로써 이들을 보호하고자 하는 국제거래에 관한 국제환경협약을 말합니다. 즉, 사향 자체가 매우 귀하고 비싼 의약품이라는 뜻이지요. 그러다 보니 사향은 위조품 역시 많다고 볼 수 있습니다.

사람을 살리고 아픈 사람을 일으키는 공진단을 만들기 위해 위조품을 사용한다는 건 제겐 상상도 할 수 없는 일이지만, 정말 그런 경우가 있다고 하니 놀랄 일입니다. 이미 몇 차례 속아서 저를 찾아오는 분 중에는 "이거 진짜 사향 맞나요?"라고 의문을 품기도 하는데, 저는 그런 분들에게는 언제든 약재와 인증서를 직접 보여주곤 합니다. 이처럼 사향은 매우 귀한 약재이기 때문에 원가 자체가 고가라고 할 수 있습니다. 게다가 공진단에는 비싼 사향뿐 아니라 최고급 산삼과 러시아산 녹용 분골까지 들어갑니다. 그러니 상대적으로 고가의 비용이 들 수밖에 없습니다. 하지만 비싼 만큼 그 효과도 뛰어나기 때문에 공진단을 일컬어 '우리 몸에 줄 수 있는 최고의 선물'이라고 말하는 것입니다.

단, 공진단이 환자에게 최고의 선물인 것은 맞지만, 이를 처방할 수 있는 전문 한의원을 찾는 것이 무엇보다 중요합니다. 저도 늘 호기심과 궁금증이 많은 사람이기 때문에 환자들이 공진단에 대해 의문을 품고 여러 부분을 확인하고 싶어 하는 마음을 누구보다 잘 이해합니다. 그래서 저는 처방되는 모든 공진단에 대해 환자가 원할 시 언제든 직접 눈으로 확인할 수 있게 오픈해두고 있습니다. 약재는 물론 제환 과정까지 말이죠. 환자들이 이런 경험을 하기 쉽지 않은 이유는, 실제로 직접 공진단을 제조하는 한의원이 많지 않기 때문입니다. 공진단은 제조 자체가 쉬운 일이 아니기에 그렇습니다.

공진단은 숙성기간이 필요할 뿐만 아니라 약재를 갈고 반죽하여 모양까지 내야 합니다. 쉽게 말하자면 제환에 드는 시간이 만만치 않습니다. 하지만 제가 처방해야 하는 약에 대해서만큼은 누구보다 까다롭게 점검하는 저는, 처음부터 지금까지 제가 직접 약재 검수부터 공진단 제환까지 도맡아 하고 있습니다. '공진단 전문 한의원'이라는 이름에 걸맞은 최고의 약을 만들어야 하기 때문입니다.

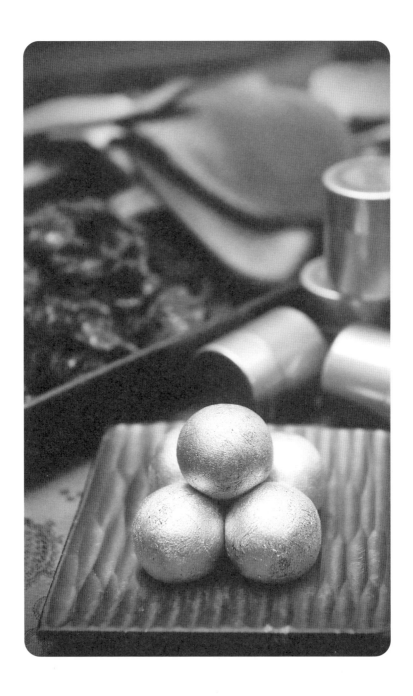

내 체질에 적합한 공진단과 올바른 복약 기간

아무리 좋은 약도 지나치면 나쁜 작용을 할 수 있고, 부족하면 효과를 못 낼 수 있습니다. 그리고 사람마다 체질이 다르고 처한 환경이 다르기 때문에 다른 사람에겐 좋은 효과를 내어도 내겐 독이 될 수 있는 것이 바로 약이라고 할 수 있습니다. 그래서 공진단을 선택할 때는 자신의 상태를 의사와 함께 면밀히 체크하고 1:1 처방을 받는 게 중요합니다. 최근 공진단은 어린아이들의 성장과 발달, 수험생들의 학업능력 향상, 직장인들의 피로회복 등에 다양하게 처방되고 있습니다. 하지만 공진단의 효과를 제대로 보기 위해서는 두 가지가 반드시 체크되어야 합니다. 바로 '복약기간'과 '체질에 맞는 공진단'입니다.

'공진단을 통해 근본적인 체력과 면역력을 회복하고 싶다.' '공진단이 가지고 있는 좋은 기운을 우리 몸 곳곳에 전달하고 저하된 장부 기능과 인체 각 요소를 활성화하고 싶다.' 이런 목표를 가지고 있다면 최소 한 달은 꾸준히 복약을 해야 합니다. 그래야만 제대로 오랜 기간 효과를 볼 수 있습니다. 하지만 이 복약 기간보다 더 중요한 것은 따로 있습니다. 바로 '아무 공진단이나 먹어서는 안 된다는' 사실입니다.

공진단을 섭취할 때 가장 중요한 것은 체질적인 특성에 맞게 처방을 받아야 한다는 것입니다. 한방의 특성상 아무리 뛰어난 약효를 갖고 있더라도 그 병증에 맞게 처방받지 않으면 효능을 제대로 볼 수 없기 때문입니다. 따라서 사전에 체질이나 병증에 대한 철저한 체크 후에 본인에게 맞는 공진단을 섭취하는 것은 치료를 위해 매우 중요한 과정입니다. 저의 경우 환자에 따라 1:1 맞춤으로 공진단을 처방하고 있는데, 예를 들어 만성피로 환자라면 '원방공진단'을, 기억력 향상을 필요로 한다면 그에 관련한 특허를 받은 '수석공진단'을 처방합니다. 이뿐만 아니라 소화불량이나 수면장애, 복통과 같은 병증이 있는 환자들에게는 거기에 맞는 1:1 맞춤 녹용 보약까지 추가 비용 없이 처방을 하고 있습니다. 그러다 보니 체질에 맞지 않는 경우라든가 부작용이 일어나는 경우가 전혀 없습니다.

'플라시보 효과'라는 말이 있습니다. 진짜 약이 아닌데도 의사를 믿고 '이 약이 정말 나를 치료해줄 것'이라고 생각하면 실제로 병이 낫기도 한다는 뜻이지요. 우리의 몸을 살리고 건강하게 되는 데는 이런 긍정적인 믿음이 매우 중요합니다. 그리고 그 믿음을 가지는 것은 환자 자신의 몫이기도 하지만 의사의 몫 또한 크다고 생각합니다. 잘못된 약에 속고, 잘못된 진단과 처방에 속아서 이 병원 저병원을 전전하면서도 뚜렷하게 병이 호전되지 않는 상황은 환자에게는 상처가 될 수밖에 없습니다. 무엇보다 의사는 일생을 사람의 몸을 살리는 데 쏟겠다고 마음먹은 만큼 환자에게 신뢰를 줄 수 있는 노력을 해나가는 것이 정말 중요하다고 생각합니다. 플라시보 효과를 넘어 진짜 효과가 있는 좋은 약을 환자에게 잘 맞추어 처방하는 의사, 그리고 이를 믿고 '꼭 나을 수 있다.' '건강해질 것이다.'

라는 긍정적인 마음으로 적극적으로 치료에 임하는 환자. 이 둘의 궁합이 잘 맞는다면 우리 몸은 건강해질 수밖에 없을 것입니다.

이제 저는 제가 직접 만들고 처방하는 공진단에 대해 조금 더 구체적인 이야기를 해보려 합니다. '내가 정말 괜찮아질 수 있을까?' 혹은 '더 건강하고 활기찬 삶을 살고 싶어.' '하고 싶은 것 좀 맘대로 하며 살고 싶어.' 하는 마음을 가진 많은 이들에게 그 이야기가 좋은 답이 되어주길 바랍니다.

양방의사가 보는 공진단 :
몸 안 좋을 때 어디 가시나요?

● 찬바람이 불고 거리에 캐롤이 들릴 즈음이면 학생들은 분주해집니다. 학기 말에 치르는 기말고사 때문인데요, 암기량이 방대한 의과대학에서는 대부분의 학생들이 시험주간 밤을 새우거나 3~4시간 쪽잠을 자며 매일 시험과 공부를 이어갑니다. 제 아무리 엉덩이 힘이 좋다 한들 체력이 떨어지면 학습효율이 떨어져 흔히 말하는 멘붕이 오기도 하죠. 저 역시 연일 이어지는 체력전에 오전 시험을 한 시간 앞두고 빈맥을 동반한 오한, 어지럼증, 구토를 하는 저혈당이 와 탕약을 먹고 침 치료를 받은 후 무사히 고사장에 입실했던 기억이 있습니다. 그날 이후부터 의사국가고시를 치르는 날까지 컨디션에 맞춰 주기적으로 공진단과 탕약을 복용하며 체력 관리를 하였습니다.

의사가 한약을 먹는다? 의학계에서는 한의학의 원리가 과학적이지 않다는 의견을 끊임없이 제기합니다. 진찰하는 방법과 치료방법이 과학적으로 검증되지 않았다는 이유에서 그렇습니다. 하지만 한의학계의 입장을 보면 오래전부터 한의과 대학과 관련 연구기관에서 한의학의 원리를 검증하기 위한 노력을 기울여 왔고, 최근에는 한약과 침구치료에 대한 효과를 비롯한 많은 부분이 연구결과를 통해 과학적으로 입증되고 있다고 합니다.

저는 한약을 비롯한 한의학의 도움을 많이 받은 의사의 입장에서 의학과 한의학의 차이를 살펴볼까 합니다.

의학과 한의학의 차이에 대하여

동양이든 서양이든, 질병을 치료하고 건강을 증진시키기 위한 것이라는 점에서 의학이 지향하는 바는 같습니다. 하지만 한의학과 의학은 출발점의 철학적, 종교적 배경이 달랐고 오랜 기간 서로 교류 없이 각자의 학문체계를 발전시켜왔기 때문에 질병이나 인체를 바라보는 관점에서는 큰 차이가 있습니다.

의학은 질병의 원인이 세균, 바이러스와 같은 외부인자라고 보고 이를 제거함으로써 치료가 된다고 보고 있습니다. 이에 반해 한의학에서는 인체의 저항 능력이 약화되어 질병이 발생한다고 봅니다. 세균이 체내에 침투했다 하더라도 저항력이 강하다면 병이 나지 않지만, 몸이 허약하여 저항 능력이 떨어지게 되면 질병을 일으킨다는 것입니다. 질병을 신체의 일부에 국한된 것이 아닌 전체 생리적인 부조화, 불균형에 따른 것으로 보는 것입니다.

질병을 판단하는 기준도 차이가 있는데요, 의학은 검사상 결과나 증상이 나타날 때 질병으로 판단하는 반면 한의학은 건강상태가 양호하지 않은 것까지 병으로 인식하여 치료를 하는 특징이 있습니다. 따라서 한의학은 치료의 대상을 넓게 보기 때문에 질병의 범위 또한 넓습니다. 작은 증상에도 약을 쓰기 때문에 오해를 사는 경우도 있고요. 또한 의학은 증상이 생긴 부위에 대해 관찰을 하지만 한의학은 환경, 정신, 기에 대해 총체적으로 접근합니다. 이에 환자의 생활환경과 마음에 주목하고 질병과 외부 요인과의 조화를 중요하게 보게 됩니다.

치료에 있어서도 차이가 나타납니다. 의학은 증상을 억제하는 약물을 쓰거나 병인을 직접적으로 제거하는 방법을 선택하기 때문에 치료 효과가 바로 나타나지만 부작용에 대한 우려가 있습니다. 반면, 한의학은 병의 원인이 되는 기운을 치료하고 신체의 불균형을 바로잡는 데 주목합니다. 효과가 즉시 나타나지는 않지만, 자생력을 키워 자연치료가 되도록 함으로써 몸에 해가 되지 않도록 합니다.

치료비용에 대한 부담이 높고 만성질환의 경우 치료법이 없는 경우가 있기는 하지만 의학은 뛰어난 과학기술의 힘으로 응급상황에서의 역할이 매우 큽니다. 한의학은 응급환자를 대응할 수 없죠. 하지만 한의학은 치료 경험이 오랜 기간 누적되었기 때문에 난치병이나 만성질환에 대한 해법을 가지고 있다고 전해집니다.

인체를 바라보는 관점은 어떻게 다를까요? 의학은 해부학적, 기능적 계통을 구분하여 순환기계, 호흡기계, 소화기계, 비뇨기계, 생식기계, 면역계, 신경계, 내분비계, 근골격계 등으로 구분합니다. 소화기계, 호흡기계, 순환기계 등은 장기의 기능에 따라 분류한 것이고, 신경계, 면역계, 내분비계는 생리작용을 조절하는 계통에 해당합니다. 이러한 계통 분류를 근간으로 해부생리체계를 확립하여 외과적 치료에 큰 성과를 이루어냈고, 응급상황의 즉각적인 대처, 조직 손상에 대응하기 위한 이식수술 등 한의학이 대응할 수 없는 부문에서 중요한 역할을 하고 있습니다.

의학의 해부생리학, 병태생리학에 해당하는 한의학의 이론으로 장상론(臟象論)이 있습니다. 장상론은 사람의 장부조직, 기관들의 생리적 기능과 병리 변화 및 상호 관계를 연구하는 이론입니다. 장상론에서는 동양철학의 기본 개념인 음양론(陰陽論), 오행론(五行論) 등과 오장육부(五臟六腑)와의 관계에 대한 해석을 통해 인체 기관에 대해 설명하는데, 해부학적으로 장기를 설명하고 오행(五行)을 중심으로 한 기능계통으로 인체의 생명현상을 설명하고 있습니다. 다만 해부학적 구조보다는 기능적인 연관관계를 중점적으로 다룬다 하겠습니다.

지금까지 의학과 한의학의 특징에 대해 비교를 해봤는데요, 종합해보면 의학은 세균이나 바이러스와 같은 직접적인 질병요인을 제거하여 질병을 다스리고 한의학은 질병 자체를 치료하기보다는 신체 전반의 불균형을 교정하여 조화로운 상태로 만들고 질병 상태의 몸이 자연치유가 되도록 한다고 보면 될 것 같습니다.

한의학의 대표적 명약, 공진단

한의학은 병에 걸리지 않았더라도 건강상태가 좋지 않다면 체질을 개선하는 데 많은 도움을 줄 수 있습니다. 그런 도움을 줄 수 있는 한약은 여러 가지가 있는데요, 그중에서도 한약을 잘 복용하지 않는 사람들도 알고 있다는 공진단에 대해 이야기해볼까 합니다.

정부 일자리주요지표에 따르면 2020년 기준 우리나라 사람들은 한해 1927시간을 일하는 것으로 나타났습니다. OECD 회원국 중 5위에 해당하는데, OECD 평균 1600시간과 비교한다면 1개월 이상을 더 일했다는 이야기이네요. 주변의 이야기를 들어보면 고된 업무에 시달리는 사람들이 많고, 특히 연말을 지나 한 해를 마무리하고 연초를 맞이할 때 긴장이 풀려서인지 피로를 호소하는 직장인들도 많습니다. 비단 직장인들뿐 아니라 청소년들 또한 학업으로 인한 스트레스에 과하게 노출되어 있습니다. 학업에 대한 부담을 넘어 수능으로 인한 스트레스 또한 무시할 수 없겠죠. 단순 암기와 벼락치기가 아닌 시간관리와 체력안배가 중요한 장기전에선 충분한 수면을 취하기 어렵기에 피로감이 쌓이고 과중한 학습량으로 인해 지속적인 스트레스에 노출되게 됩니다.

이런 상황이 계속될 경우, 대부분은 몸에 좋다는 여러 가지 영양제나 보약을 구해 복용하고 건강상태를 개선하기 위한 시도를 하게 됩니다. 하지만 섣부른 자가치료는 피로를 유발하는 원인질환과 상태를 악화시킬 수도 있으므로, 증상이 나타났을 때는 가능한 한 전문의와 상담해 피로의 원인을 파악하고 본인에게 맞는 치료를 통해 증상을 해소하는 편이 좋습니다.

만성피로는 검진을 해도 이상 소견이 나오지 않는 경우가 대부분이라서 치료법이나 치료약물이 정해져 있지는 않습니다. 하지만 생활습관의 교정을 통해 어느 정도 치료효과를 기대해볼 수 있습니다. 한방에서는 피로의 원인과 체질에 따라 약물요법이나 침구치료를 활용하는데요, 기력, 면역력을 증진시켜 피로를 관리하게 되는 것이죠.

공진단은 정기(精氣)를 돋우고, 기혈을 원활히 하여 건강한 삶을 유지하게 해주는 명약으로 귀한 약재를 사용하고 효능이 뛰어나 예로부터 우황청심원, 경옥고와 함께 3대 명약으로 전해져 내려왔습니다. 모두 동의보감, 제중신편, 방약합편 등의 원전에 기록된 처방으로 예로부터 왕실에서 사용했다고 합니다. 그리고 의학적인 가치를 인정받아 일반의약품으로 분류되어 있기도 하죠.

실제로 저는 수험생 시절과 본과생 시절 만성피로와 근막동통증후군(Myofascial Pain Syndrome)으로 두통과 근육통이 심해 장시간 책상 앞에 앉아있기 어려웠습니다. 병원에서 진료와 치료를 받았지만 명확한 기전을 찾기도 어려웠고 약을 먹어도 증상만 잠시 호전될 뿐 계속되는 무력감과 피로, 통증으로 인한 우울감까지도 겪었습니다. 그 모습을 본 남편이 탕약과 침치료를 통해 근육이완과 두통완화 한방치료를 해줬고, 효과를 본 저는 꾸준한 공진단 복용으로 체력과 집중력을 끌어올려 의사국가고시를 치를 수 있게 되었습니다. 공진단의 도움을 톡톡히 본 셈입니다.

공진단의 약리작용

만성피로에 도움이 되는 정해진 양약(洋藥)은 따로 있지 않은데 공진단은 어떻게 도움이 된다는 것인지를 약재의 구성성분과 약리작용을 통해 살펴볼 필요가 있습니다. 한약은 효과가 발현되기까지 시간이 필요하지만 생약성분이기 때문에 장기복용에 대한 부담이 덜 한 점이 환자가 일단 치료에 쉽게 임할 수 있도록 하는 것 같습니다. 다만, 공진단이 약재 특성상 가격이 비싼 점은 부담으로 작용할 수 있겠네요.

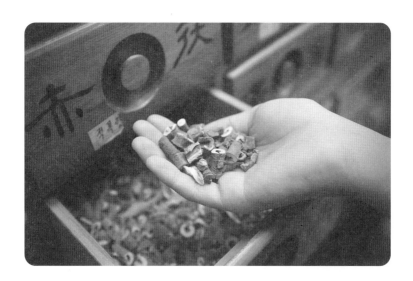

공진단은 비교적 간결한 약재구성으로 사향(麝香), 녹용(鹿茸), 당귀(當歸), 산수유(山茱萸)등 네 가지 약재를 배합하여 환약형태로 조제합니다. 증세에 따라서는 인삼, 숙지황, 침향, 목향 등의 약물을 가감하여 활용 범위를 넓히기도 합니다. 공진단이 예로부터 명약으로 불려온 까닭은 기혈순환을 촉진하고 원기를 회복시키는 효능이 매우 뛰어나기 때문인데요, 그 역할을 하는 핵심약재는 바로 사향입니다. 막힌 경락과 기혈을 뚫는 개규(開竅)작용이 어떤 약재보다 강해서 뇌를 깨우고 심장 기능을 강화하는 효과가 탁월한 것으로 알려져 있습니다.

사향은 사향노루 수컷의 향선낭 분비물입니다. 성분은 무색의 기름 같은 액체 무스콘(Muscone, 麝香精)으로, 호르몬의 분비를 왕성하게 하고 중추신경계를 흥분시키며, 항염증, 항균, 항암 및 혈액순환 계통에 대한 진정작용 등이 있는 것으로 알려져 있습니다. 앞에서도 이야기했지만, 사향은 우리나라에서는 구하기가 어려워 수입에 의존하고 있다고 하는데요, 멸종위기종이라서 국제협약(CITES)에 따라 제한된 분량만이 수입되고 있다고 합니다. 가격이 비싸고, 유통량이 적다보니 위조의 우려가 있을 뿐만 아니라 사향의 강력한 작용이 자칫 부작용을 일으킬 수 있기 때문에 가능하면 의사의 진료에 따라 처방받는 것이 좋습니다.

공진단 효능에 있어서 사향 다음으로 중요한 녹용은 사슴과(Cervidae)의 매화록(梅花鹿), 마록(馬鹿), 대록(大鹿)의 숫사슴의 어린 뿔을 자른 다음 말린 것입니다. 그 부위에 따라 가장 끝부터 분골, 상대, 중대, 하대로 분류하는데, 녹용의 끝부분인 분골의 효과가 가장 크다고 알려져 있습니다. 주요 성분은 여러 가지 유리 아미노산과 다당류, 글리코사미노글리칸(Glycosaminoglycans), 히알루론산(Hyaluronic acid), 케라틴(Keratin), 시알산(Sialic acid), 콜레스테롤(Cholesterol), 지방산, 인지질, 무기질 성분 등이 있습니다. 예로부터 녹용은 기력을 회복하고 간 기능을 개선시키는 것으로 알려졌는데, 성장촉진, 면역활성증가, 강장작용, 항염증, 항암, 혈중콜레스테롤 저하 및 항노화 작용 등이 주요 약리작용으로 알려져 있습니다.

공진단을 구성하는 또 다른 약재 당귀는 미나리과(Umbelliferae)에 속하는 참당귀(Angelica gigas Nakai)의 뿌리입니다. 쿠마린(Coumarin) 유도체로서 데쿠시놀(Decursinol)이 주성분이며 그 외에 움벨리페론(Umbelliferone), 이소임페라토린(Isoimperatorin), 크산틸레틴(Xanthyletin), 노다케닌(Nodakenin) 등이 성분으로 알려져 있습니다. 주요 약리작용으로 보혈작용, 심혈관계 작용, 기억력 개선, 면역계 작용, 항염증, 항균, 자궁의 수축/억제 및 부분적인 혈소판 응집저해 작용 등이 알려져 있습니다.

마지막으로 산수유는 타원형으로 생긴 열매입니다. 과육(果肉)에는 코르닌(Cornin), 모로니사이드(Morroniside), 로가닌(Loganin), 타닌(Tannin), 사포닌(Saponin) 등의 글리코사이드(Glycoside)와 포도주산, 사과산, 주석산 등의 유기산(有機酸, Organic acid)이 함유되어 있고, 그 밖에 비타민 A와 다량의 당(糖)도 포함되어 있습니다. 종자에는 팔미트산(Palmitic acid), 올레인산(Oleic acid), 리놀산(Linolic acid) 등이 함유되어 있습니다. 녹용과 같이 비뇨기계와 생식기계통의 치료에 많이 사용되었는데, 주요 약리작용으로 항당뇨, 항염증, 항균, 항산성 및 정자의 운동성증가가 있는 것으로 알려져 있습니다.

병원과 한의원, 현명한 선택은?

문명의 발달로 우리의 일상은 수많은 합성물질에 노출되고 있습니다. 이에 따라 자연치료에 대한 수요가 늘어나고 있는데, 한약은 약재의 선정에 있어 자연에 있는 성분들을 그대로 사용하기 때문에 인체에 해가 적습니다. 한의학은 바로 이러한 수요에 대한 해답이 되고 있습니다.

서양의 의학은 우리가 건강한 삶을 누리도록 하는 데 엄청난 기여를 해왔습니다. 하지만 모든 병을 다 치료하지는 못했습니다. 또한 외과적 수술에 대한 일부 부작용은 어쩔 수 없이 감수해야 한다는 것을 인식하게 되었습니다. 수술로 질병이 회복될 수는 있지만, 처음과 같은 상태로 되돌리는 것이 어렵고, 마취에 대한 거부반응도 문제가 되고 있기 때문이죠. 또한 약물의 과민반응이나 내성에 대한 부담도 커졌습니다.

한의학은 후유증을 최소화하는 치료법으로 질병을 다스리고 있습니다. 작용기전이 과학적으로 밝혀지지 않은 부분은 있지만, 임상적 효과가 분명한 치료법들이 많이 있습니다. 이에 한의학이 의학의 부족한 점을 보충할 수 있으리라 생각합니다.

지금까지 서양의학과 한의학에 대해 비교해보고, 대표적인 명약 공진단에 대해 이야기해봤는데요, 약물과 수술에 대한 부작용이 있다 하더라도 응급상황이라면 의사를 찾아야 할 것이고, 과학적인 면이 다소 아쉽더라도 전반적인 건강증진을 위해서라면 한약을 찾아야 할 것입니다. 의학과 한의학이 각기 장점과 특성을 잘 살리고 부족한 부분은 서로 메우며 상생하는 방향으로 발전해갔으면 합니다.

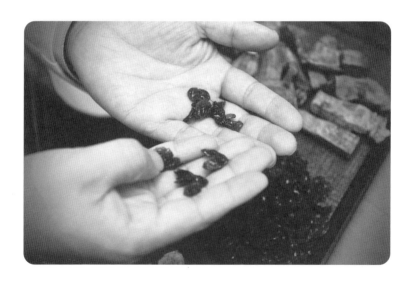

공진단에 대한 모든 것

● 그럼 공진단이란 어떤 것인지 그 개념부터 한 번 이야기해볼까요?

앞서 이야기했던 것처럼 공진단은 아주 오래전부터 이어져 온 최고의 보약입니다. 원나라 시절부터 황실에서 주로 쓰이던 공진단은 조선 왕실에서도 왕을 비롯한 왕족들이 애용했는데요. 동의보감에서는 공진단에 대하여 다음과 같이 적고 있습니다.

'타고난 기운이 약하거나 체질이 허약할 때 공진단을 섭취하면 원기가 보강되고 신수(腎水)를 오르게 하고 심화(心火)를 내리게 하여 백 가지 질병이 생기지 않도록 막아준다.'

여기서 말하는 신수란 오장의 하나인 콩팥을 가리킵니다. 한의학

에서는 이 신(腎)에 생명의 발생과 활동을 유지하게 하는 정수가 간직되어 있다고 말하는데요. 이 말인즉 공진단은 삶을 건강하게 영위하기 위한 정수에 힘을 더하여 준다는 것이죠. 심화는 마음(心)을 뜻하는 한의학 용어로, 심화를 내리게 한다는 것은 마음의 열화를 내리게 만들어 안정시켜준다는 뜻이 됩니다. 따라서 쉽게 풀이해보자면, '공진단은 몸의 원기를 보강해주고 마음의 열화는 가라앉게 해줌으로써 심신에 활력과 안정감을 더해준다.'라는 뜻이 됩니다. 이 외에도 공진단은 간이 허약해진 경우, 얼굴에 핏기가 없는 경우, 눈이 침침한 경우, 기운이 빠지고 몸이 늘어지는 경우에도 뛰어난 효과를 발휘한다고 기록되어 있습니다.

만성피로와 스트레스,
극심한 체력저하를 일으키는 현대인의 적

만성피로. 이 단어는 현대인들에게 무척이나 친숙한 단어입니다. 많은 사람이 지금 이 순간에도 극심한 피로감을 호소하며 힘겨운 하루하루를 살아가고 있습니다. 문제는 이 만성피로가 단순한 피로감에서 끝나지 않고 각종 질병으로 이어지게 된다는 것입니다. 무기력증, 불면증, 두통은 물론이고 더 심한 중병이 찾아오는 등 더 이상 만성피로란 좌시할 수 없는 병이 되었는데요. 그렇다면 한의학에서는 이에 대해 어떻게 이야기하고 있을까요?

한의학에서는 만성피로를 동반한 무기력증, 불면증, 두통과 같은 증상이 오는 것을 '허증(虛證) 상태에 빠져있다'라고 말합니다. 이 허증이란 정기의 부족으로 저항력이 저하되고 감퇴된 증상을 말하는데요. 허증 상태에 빠질 경우 얼굴이 창백해지고, 기력이 없으며, 정신적으로나 신체적으로 쉽게 피로감이 밀려오고, 가슴 두근거림이나 불규칙한 호흡 등과 같은 증상이 나타납니다. 일반적인 경우, 만성피로는 휴식과 숙면을 통해 자연스럽게 이겨낼 수 있습니다. 하지만 만성적인 체력 저하로 인해 생기는 만성피로는 다릅니다. 단순한 휴식이나 숙면만으로는 회복이 불가능한데요. 그 이유는 몸의 기력이 전부 소진된 탓에 자력으로 회복할 수 없는 상태가 되어버렸기 때문입니다.

만성피로는 스트레스 과다와 면역력 약화로부터 발생합니다. 앞에서 설명한 것처럼 과중한 업무나 학업, 그 외의 다양한 요인으로부터 발생하는 스트레스는 우리 몸의 면역력을 약해지게 만듭니다. 현대인들이 각종 질병에 쉽게 노출되는 이유 중 하나가 스트레스 때문이라는 것을 우리는 이미 너무나 잘 알고 있습니다. 하지만 문제의 원인만 알 뿐, 문제의 해결법을 제대로 아는 사람은 많지 않은 것이 사실입니다.

그렇다면 만성피로로 완전히 기력이 소진되어버린 몸을 다시 일으킬 수 있는 방법은 무엇일까요? 맞습니다. 조금 전 이야기했듯 소진되어버린 기력과 체력을 다시 회복하는 것입니다. 많은 사람이 보약을 '어린 시절에나 먹는 것' 또는 '몸에 문제가 있는 사람이나 나이 든 사람이 먹는 것'으로 오해하는데요. 결론부터 얘기하자면 보약이란 그런 것이 아닙니다.

선조들로부터 내려온
우리의 건강을 지키기 위한 필수 식(食), 보약

보약이란 인체의 장기와 기관, 그리고 조직 등에 일어난 기능 저하와 영양물질 결핍 상태를 정상으로 되돌아올 수 있게끔 이끌어주는 음식이나 약을 말합니다. 이것이 보약의 올바른 정의입니다. 인간은 삶을 살아가며 환경에 알맞은 생활양식을 만들어갑니다. 날씨가 추워지면 따뜻한 옷을 입고 날씨가 더워지면 얇은 옷을 입는 것처럼 말이죠. 쉽게 말해 환경에 따라 우리 몸이 가장 건강할 수 있는 방향으로 생활을 영위해가는 것입니다. 하지만 이 생활양식만으로 모두가 건강을 지키기란 불가능합니다. 각자가 처한 환경적인 요인이나 선천적인 요인 등 생활만으로는 건강을 지킬 수 없는 경우들이 너무나 많기 때문입니다.

예를 들자면 이렇습니다. 스트레스를 별로 받지 않는 업무를 하는 사람이 있는가 하면 극심한 스트레스를 받는 업무를 하는 사람이 있고, 무리하지 않는 수준의 일을 하며 살아가는 사람이 있는가 하면 지쳐 쓰러질 수준의 일을 하며 살아가는 사람이 있으며, 선천적으로 강한 체력을 타고난 사람이 있는가 하면 남들과 비슷한 수준의 생활을 하는 것조차 벅찬 체력을 타고난 사람이 있습니다. 이럴 경우, 모두가 같은 생활양식(예를 들자면 같은 음식을 먹고 같은 패턴으로 생활하는 등)으로 살아간다 해서 건강을 똑같이 유지할 수 있을까요? 맞습니다. 그럴 수 없습니다. 각자가 처한 환경이나 선천적인 부분에서 차이가 있다 보니 같은 생활양식으로 삶을 살아가더라도 누군가는 건강한 삶을 이어갈 수 있는 반면 누군가는 건강을 잃게 되는 것입니다.

우리는 각자 다른 환경에서 생활하고 또 각각 다른 몸을 가지고 태어났기 때문에 생활양식만으로는 건강한 몸 상태를 유지하기가 어렵습니다. 보약이 필요한 이유가 바로 이 때문입니다. 그리고 우리 선조들은 우리가 너무나 잘 아는 형태로, 보약을 먹는 풍습을 영위해왔습니다. 그렇습니다. 복날이 바로 그것입니다. 우리가 복날이면 잊지 않고 챙겨 먹는 삼계탕이 바로 보약인 것이죠.

가장 더운 날에 해당하는 '복(伏)'날에 영양식을 챙겨 먹도록 한 이유는 외부적인 요인(더위)으로 인해 기력이 저하되는 것을 보충해주기 위해서입니다. 몸의 기력과 체력이 쇠해질 수밖에 없는 날에는 이를 보충해주기 위한 보약이 필요함을 우리 선조들은 잘 알고 있었던 것입니다. 비단 삼계탕뿐만 아니라 흑염소, 개구리, 뱀, 복어, 약수 등 우리 선조들은 매우 다양한 보약들로 건강을 지키기 위해 노력했습니다. 그리고 이러한 모든 보약은 한의학적인 측면에서 말하는 "사람을 보한다는 것은 기(氣)와 혈(血)과 음양(陰陽)의 부족 상태를 평형시키는 것이다."라는 말에 기초합니다.

보기보혈(補氣補血) 약재의 집약체, 공진단

공진단이 최고의 보약이라 불릴 수 있는 이유가 바로 여기에 있습니다. 앞선 파트에서 이야기했듯, 공진단의 가장 대표적인 효과가 보기보혈인데요. 이는 공진단이 소진된 기력과 체력을 회복시켜주는 대표적인 약재들인 사향(麝香), 녹용(鹿茸), 당귀(當歸), 산수유(山茱萸)를 기본 약재로 사용하기 때문입니다. 그럼 이 네 가지 약재에 대해 한번 간략하게 알아볼까요?

첫 번째 재료인 사향은 사향노루 수컷의 항선낭에서 분비되는 특이한 분비물을 말합니다. 무엇보다 사향은 공진단 효과의 핵심 한약재이기에 매우 중요한데요. 이는 사향이 공진단이 내는 효능의 80% 이상을 좌우한다고 해도 과언이 아니기 때문입니다. 앞선 파트에서 이야기했듯 공진단이 고가의 가격을 형성하게 되는 이유가 바로 이 사향에 있는데요. 이는 사향노루가 CITES 품목으로 지정되어 일정량만을 의약품으로 수입 가능한 한약재이기 때문입니다. CITES에 대해서는 이미 앞에서 설명했기에 여기서는 넘어가도록 하겠습니다.

이처럼 귀한 약재인 사향은 발한과 이뇨를 촉진하고, 중추신경계를 활성화시키는 등의 약리적 작용을 합니다. 특히나 호흡 중추와 심장의 중추신경을 자극하는 작용을 하기 때문에 예부터 정신이 혼미한 환자 또는 기절한 환자를 소생시키는 명약으로 사용되어왔습니다. 또한 염증의 초기부터 중기까지 항염증 및 항암작용을 하며, 혈액순환계통과 자궁흥분에 작용하여 항암작용을 하는 효능을 보입니다.

현대에 와서 밝혀진 사향의 또 다른 효능으로는 간세포 보호, 고지혈증, 뇌 손상, 혈압 강하, 뇌허혈 유발에 따른 뇌 손상 조직에서 신경세포 보호 등이 있으며, 연구에 따르면 초기 류머티즘관절염 치료에도 유의미하다는 결과가 나왔다고 합니다.

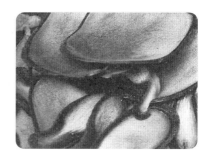

두 번째 약재인 녹용은 이미 많은 사람이 몸에 좋은 것으로 알고 있는 약재입니다. 녹용의 대표적인 효과는 정력 강화, 자궁 강화, 뼈와 근육의 강화 등이 있으며, 이 외에도 심장쇠약, 빈혈, 발육부진, 면역력저하, 원기부족, 피로 등에도 뛰어난 효능을 보입니다. 특히나 녹용의 약효가 가장 뛰어난 부분은 분골 부위인데요. 이는 분골, 상대, 하대로 나뉘는 사슴뿔 중에서도 분골이 가장 조직이 치밀하고 콜라겐과 성장호르몬이 함유되어 있기

때문입니다. 따라서 가격 역시 녹용의 부위 중에서 가장 높은 가격
대를 형성합니다.

세 번째 약재는 당귀입니다.
당귀는 여자에게 좋다고 알려
진 대표적인 약재인데요. 이
는 당귀가 조혈기능과 혈액순
환을 도와주어 피를 맑게 하
는 효능을 가졌기 때문입니
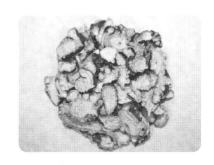
다. 또한 당귀는 혈액순환과 생리불순의 문제를 해결하고 변비와
탈모를 개선하는 효과도 있어 많은 이들에게 다방면으로 도움을 줍
니다.

마지막 네 번째 약재는 산
수유입니다. 산수유는 신장과
간장 기능을 좋게 하는 약재
로, 원기증진 및 피로회복, 그
리고 남자의 성기능에 좋다
고 알려져 있습니다. 많은 이
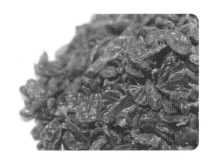
들이 산수유가 남자에게만 좋다고 오해하기도 하는데요. 실제로 산
수유가 가진 성기능 강화 효과는 여성에게도 마찬가지로 좋습니다.
또한 다양한 항산화 물질의 함유에 따른 노화방지 효과 역시 산수

유가 자랑하는 대표적인 효능입니다.

이처럼 공진단에는 그야말로 우리 몸에 활력을 돌려주는 약재 중의 약재들이 집약되어 있습니다. 이로 인해 기력과 체력이 소진된 사람이 공진단을 섭취하게 되면 기운(正氣)의 허약으로 균의 침입을 방어할 수 없던 몸이 기운을 되찾게 되어 건강한 몸으로 돌아오게 되는 것이죠.

논문에 따르면 공진단은 우리 몸에서 항산화 작용을 하며, 체내에 발생한 각종 질환들을 해소하고 면역체계를 강화하는 데 기여합니다. 특히 중추신경계 질환과 체내에 생성된 염증을 해소하고 심혈관계를 튼튼히 하는 데 도움을 주며 저하된 장부 기능과 생식능력을 강화하는 데에도 작용하는데요. 최근에는 현대인들이 두려워하는 치매와 중년층의 고민인 갱년기 증상을 해소하는 데에도 도움을 준다는 사실이 알려지면서 다양한 연령대에서 폭넓게 활용되고 있습니다. 또한 공진단은 신경보호와 대사성질환, 기억력 증진과 집중력 향상에도 도움이 되는데요. 이로 인해 우리 몸의 부족한 부분을 보강하고 과한 부분은 억눌러 인체 균형을 바로 잡는 데 도움을 줍니다. 그렇다면 이 좋은 약재들이 어떻게 공진단이라는 환(丸)으로 만들어지는 것일까요?

공진단, 어떻게 만들어질까?

공진단이 어떻게 만들어지는지에 대해서는 우리 한의원에서 조제하고 있는 제조법을 그대로 설명해드리도록 하겠습니다.

가장 첫 번째 단계는 약재의 선별 및 검수입니다. 이 단계에서는 약재에 대한 철저한 안정성 검사가 시행되는데요. 원장인 제가 직접 검수하며, 이 과정 중 부적합하다 여겨지는 약재가 있을 시에는 전량 폐기됩니다. 그리고 이렇게 검수를 마친 약재들은 분쇄되어 고운 가루로 만들어집니다.

두 번째 단계에서는 사향을 준비합니다. 사향을 개봉하여 마찬가지로 갈아 가루로 만든 뒤, 첫 번째 단계에서 검수를 마친 약재들(녹용, 산수유, 당귀)과 함께 꿀을 섞어 배합합니다. 그리고 이렇게 배합된 약재들을 반죽함으로써 제환(환 형태로 빚음)하게 됩니다.

반죽이 환의 형태를 갖게 되면 세 번째 단계로 넘어갑니다. 이 단계에서는 금박 포장이 이루어지는데요. 이는 약효를 보호하고 순금의 효능이 더해질 수 있도록 하기 위함입니다. 그리고 금박으로 포장된 환에 종이 포장이 더해지고, 그렇게 완성된 공진단이 포장 케이스에 담기게 됩니다.

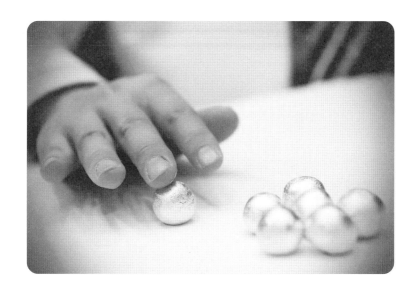

　여기까지가 우리 한의원에서 제환되는 공진단의 제조방법으로, 50환 이상 처방을 받는 분들에게는 언제든 모든 제환과정을 공개하고 있습니다.

공진단을 복용할 때 주의해야 할 사항

　그야말로 쇠약해진 몸을 회복하는 데에 최고라 자부할 수 있는 공진단. 그러나 이런 공진단이라 할지라도 주의해야 할 사항들이 있는데요. 이 부분에 대해 구체적으로 설명해보겠습니다.

　먼저 이야기해볼 주의사항은 바로 '임산부'의 공진단 섭취입니다. 이는 공진단의 핵심 약재인 사향 때문인데요. 사향은 자궁의 기능을 회복시키는 효능이 있지만 다른 한편으로는 자궁의 수축 역시 일으킬 수 있습니다. 따라서 임산부가 공진단을 섭취할 시 유산의 위험이 생기게 되니 이런 분의 경우 복약하지 않는 것이 좋습니다.

두 번째는 출혈성 질환이 있거나 특이체질을 가진 분의 경우입니다. 앞서 이야기했듯 우리는 모두 각자 속한 환경이 다르고 선천적인 체질도 다릅니다. 따라서 공진단의 섭취 역시 사전에 한의사와의 충분한 상담을 통한 이후 복약을 결정해야 안전합니다. 실제로 공진단이 대중적으로 효과가 좋다고 알려지면서 무분별하게 섭취하였다가 문제가 생긴 분들이 많습니다. 그저 좋다는 이야기만 듣고 건강증진, 체력보강, 면역력 향상의 효과를 기대하고 섭취했다가 문제가 발생하게 된 것이죠. 공진단은 강한 효능을 지닌 약재들이 들어간 만큼 체질에 맞게 사용하는 것이 무엇보다 중요합니다. 특히 기저질환으로 인해 장부의 균형이 깨졌거나 별도의 치료약을 복용 중인 경우, 혈압이 지나치게 높고 대사가 원활하게 이뤄지지 않는 경우, 한의사와 상담 후 섭취 여부를 결정해야 합니다. 평소 지병이 있어 자신의 상태를 잘 알고 있는 경우를 제외하고는, 대부분 자신의 몸 상태와 체질적인 특성을 파악하고 있는 분들은 극소수에 가까우므로 상담은 필수임을 잊지 않아야 할 것입니다.

세 번째는 복용기간과 섭취량 등에 대한 주의사항입니다. 공진단의 효과를 제대로 보기 위해서는 한의사로부터 처방받은 대로 복용 기간을 준수해야 합니다. 그래야만 오랜 기간 그 효과를 누릴 수 있습니다. 또한 공진단은 그 어떤 영양제나 약재들보다도 뛰어난 효능을 보이는 보약 중의 보약입니다. 따라서 임의로 기타 재료를 가감하는 것은 물론, 혈압약이나 고혈압약과 같은 필수 양약을 제외한 다른 약과는 같이 복약하지 않는 것이 좋습니다.

네 번째는 체질에 맞는 공진단을 처방받아야 한다는 것입니다. 공진단의 효과가 알려짐에 따라 어린아이들의 성장 및 발달과 수험생들의 학업능력 향상, 그리고 직장인들의 피로회복 등에 다양한 목적으로 고루 처방되고 있는데요. 문제는 이러한 처방이 체질검사 없이 이루어질 경우 부작용이 생긴다는 것입니다. 단언컨대, 공진단은 체질적 특성에 맞게 처방받는 것이 가장 중요합니다. 또한 아무리 뛰어난 약효를 가지고 있더라도 병증에 맞게 처방받지 않으면 효능을 제대로 볼 수도 없습니다. 그러니 이를 참고하여 반드시 전신 건강을 체크하는 과정을 거친 후에 공진단을 처방받기를 바랍니다.

마지막 다섯 번째는 공진단을 섭취하는 동안의 식생활습관입니다. 공진단을 드시는 기간에는 올바른 식생활습관을 형성하고 이를 유지해주는 것이 좋습니다. 이는 공진단이 제대로 흡수되도록 하기 위함인데요. 식생활습관을 개선하는 것은 곧 장기의 개선으로 이어져 공진단의 약재들이 원활하게 흡수될 수 있기 때문입니다. 그러니 평소 자극적인 음식이나 불규칙적인 생활패턴을 가지고 계셨다면, 공진단을 섭취하는 동안 만큼은 이를 교정하여 전신 건강이 고루 개선될 수 있도록 해주시기 바랍니다.

올바른 공진단 복용법과 보관방법

공진단은 천연 약재로 만들어지고 방부제를 비롯한 기타 첨가물이 들어가지 않으므로 가급적 이른 시일 내에 복용하는 것이 좋습니다. 공진단의 가장 효과적인 복용법은 아침 기상 직후, 공복 상태에서 미지근한 물과 함께 1환을 복약하는 것인데요. 이는 해당 시간과 상태에서 복용하는 것이 가장 흡수율이 높기 때문입니다. 입안에 오래 머금을수록 흡수율이 높아지므로 천천히 긴 시간 씹어 섭취하시길 권합니다. 다만 몸이 지나치게 피로한 분들이나 허약한 분, 시험과 같은 큰일을 앞둔 분들의 경우, 1일 1회가 아닌 아침저녁으로 2회 정도까지 복약해도 괜찮습니다.

마지막으로 이야기해드릴 것은 보관법인데요. 가장 좋은 공진단 보관법은 바로 냉동보관입니다. 단, 냉동보관 시 공진단이 응고되어 복약에 불편함이 있을 수 있으니 꺼낸 뒤에 30분 정도 두었다가 복용하면 됩니다.

여기까지 공진단의 기본적인 개념들이었습니다. 다음 장에서는 우리 한의원에서 실제로 처방 중인 두 종류의 공진단을 소개해보도록 하겠습니다.

"당신은 충분히 건강해질 수 있습니다"

사랑하는 사람을 위해 만들어진 최고의 보약!
많은 환자들에게 행복한 삶을 선물해준
공진단 이야기

Part 2

•

내 몸 건강을 지켜주는
공진단의 종류

拱辰丹

원방공진단

● 첫 번째로 소개할 '원방공진단'은 '원방'이라는 이름처럼 동의보감에 나오는 공진단을 그대로 구현한 것입니다. 원방공진단은 사향, 녹용, 당귀, 산수유로 제환하는데요. 100mg의 정품 사향과 러시아 아바이스크 녹용분골이 원방공진단의 핵심입

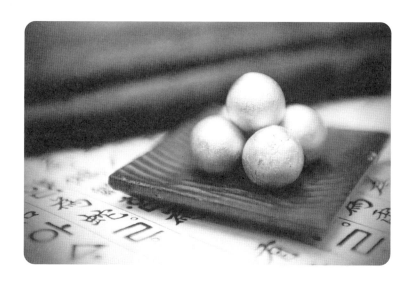

니다.

　원방공진단이 주로 처방되는 첫 번째 케이스는 간 기능 개선이
필요한 분들입니다. 간의 중요성은 현대에 올수록 더 부각됩니다.
"간 때문이야."라는 CM송이 그토록 많이 불린 것도 간의 중요성에
대해 다들 공감하기 때문이겠지요. 현대인에게 간 손상이 많아진
이유는 잦은 회식으로 인한 음주, 과중한 업무로 인한 만성피로, 다
양한 요인으로 인한 면역력 저하 때문입니다. 이 모든 것이 간의 무
리를 주게 되어 간 기능에 손상을 입히죠. 이렇게 간 기능의 회복이
필요한 분들의 경우, 원방공진단이 탁월한 효과를 발휘합니다.

　두 번째는 여성질환이 있는 분들입니다. 원방공진단은 특히 여성
들에게 잘 맞는 공진단인데요. 이는 원방공진단에 들어가는 주재료
인 녹용과 당귀가 보기보혈의 효능이 탁월할 뿐만 아니라 자궁을
튼튼하게 해주는 효능이 있기 때문입니다. 따라서 원방공진단을 섭
취할 시 여성질환에 뛰어난 효과를 볼 수 있으며, 이 외에도 갑상선
기능장애와 갱년기, 생리불순 등에서도 뛰어난 효과를 볼 수 있습
니다. 갱년기 증상과 공진단에 대해서는 이후 이어질 파트에서 다
시 한번 이야기를 해보겠습니다.

　세 번째는 원기가 부족한 분들입니다. 조금 전에 이야기했듯 원
방공진단은 면역력이 저하된 경우에 탁월한 효과를 보이는데요. 면

역력이 저하된 경우에는 원기를 보충해줄 때 개선되는 경우가 많이 있습니다. 원기가 부족하면 심장쇠약이 오기도 하고, 빈혈과 같은 증상이 나타나 일상에 매우 불편함을 줍니다. 이때 원방공진단을 섭취하면 원기가 회복됨에 따라 면역력이 높아지고, 심장쇠약이나 빈혈과 같은 증상들이 크게 개선됩니다.

네 번째는 뇌혈관 질환의 개선입니다. 원방공진단에 들어가는 사향은 천연신경안정제로 유명합니다. 공진단을 섭취할 시 뇌가 건강해지는 효과를 볼 수 있는 이유가 바로 이것 때문입니다. 그래서 수험생에게 매우 좋은 효과를 발휘한다고 여러 번 강조했었지요. 또한 정유 성분인 델타-구아이엔은 머리와 눈이 맑아지도록 해주므로 신경이 안정되어 구토 증상이 있는 분들에게 증상이 개선되는 효과를 볼 수 있습니다. 비단 수험생뿐 아니라 직장인이나 주부들, 시험 준비에 있는 모든 이들에게 필요하다고 할 수 있습니다.

다섯 번째는 마음 진정과 기혈순환의 촉진입니다. 사향에는 '아가로스피롤'이라는 성분이 함유되어 있는데요. 이 '아가로스피롤'은 우리 몸의 신경을 이완시켜주어 마음을 진정시키는 데 도움을 줍니다. 또한 공진단에 들어가는 보기보혈의 핵심재료들이 효과를 발휘하여 기혈순환이 촉진되면 수족냉증과 저림, 그리고 두중감 역시 개선되는 효과를 볼 수 있습니다.

실속 있는 '사향공진단'

사향공진단은 원방공진단과 그 재료는 동일하지만 사향의 함량을 30mg으로 낮
춘 것을 말합니다. 이 사향공진단은 원방공진단의 가격이 부담스럽지만 공진단
의 효능이 필요한 분들을 위해 마련된 공진단인데요. 때문에 원방공진단과 동일
한 효능을 볼 수는 있지만, 그 효과는 조금 떨어지는 것이 사실입니다. 하지만 사
향의 함량을 제외하고는 같은 재료들이 들어가므로, 장기적으로 복약할 시 원방
공진단과 마찬가지의 효과를 볼 수 있습니다.

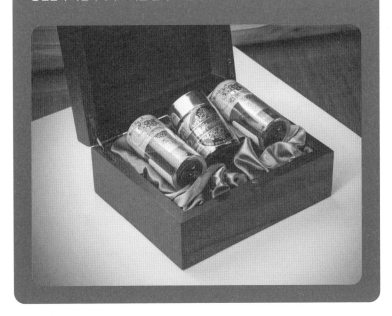

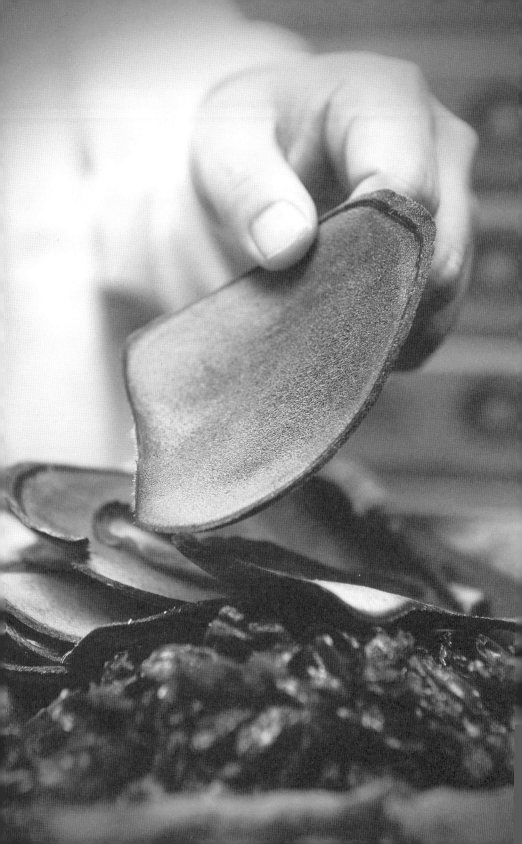

수석공진단

● 수석공진단은 동의보감을 기반으로 한 원방공진단에 산삼과 천삼을 배합·고안하여 만들어진 공진단으로, 우리 경희장원한의원에서 기억력 및 학습능력 향상용으로 특허받은 공진단입니다. 수석공진단은 복약 시 머리 맑음, 근본 체력 향상, 기억력 개선의 효과가 탁월한데요. 아래는 수석공진단을 통해 가장 크게 얻을 수 있는 세 가지 효능입니다.

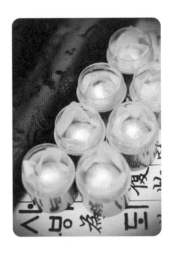

1. 뇌력증진(기억력 향상)

두뇌의 기혈순환을 원활하게 해 치매 초기증상 개선 및 기억력을 향상시킨다.

2. 심력증진

심신이 불안하고 체력이 떨어지면 학습력이 저하된다. 이때 몸과 마음을 안정시켜 불안을 해소, 뇌기능을 활성화시켜 기억력과 학습능력을 향상시킨다.

3. 체력증진

오랜 시간 공부하거나 업무로 인한 스트레스로 체력이 저하된 경우, 근본적인 체력을 회복시켜주고 산삼이 체내 면역기능을 강화한다.

이와 같은 효능이 발휘될 수 있는 핵심은 사향에 있습니다. 사향은 중추신경계를 활성화하고 혈류를 촉진할 뿐만 아니라 체내에서 강심작용을 하고 막힌 기운을 소통시켜 경락과 근골에까지 영향을 줍니다. 또한 수석공진단에는 원방공진단에는 들어가지 않는 천삼과 산삼이 들어가는데요. 이 두 가지 약재가 어떤 약재인지, 또 어떤 효능을 내는지 한번 간략하게 알아볼까요?

먼저, 천삼은 일컫기를 '하늘에서 내려준 음식'이라고 합니다. 그만큼 귀하고 좋다는 뜻인데요. 실제로 천삼은 상위 0.5%에 해당하는 가장 귀한 홍삼을 말합니다. 이 천삼은 균열과 흠집이 없는 표면과 치밀하고도 견고한 내부조직, 그리고 잘 발달된 2개의 다리를 갖춘 최고급 홍삼인데요. 이러한 천삼 덕분에 수석공진단을 복약하면 뇌력, 심력, 체력의 증진뿐만 아니라 면역력 발달과 성장에도 큰 효과를 볼 수 있습니다.

다음은 산삼입니다. 우리가 익히 알고 있는 산삼은 산에서 자연적으로 나는 인삼을 말합니다. 따라서 산삼의 효용은 인삼과 비슷한데요. 중요한 것은 산삼이 내는 효과가 인삼에 비해 훨씬 월등하다는 것입니다. 이와 같은 이유로 산삼은 예로부터 어린이나 노인, 기력이 부족한 사람, 허약한 사람을 회복시켜주는 명약으로 유명했는데요. 산삼의 대표적인 효과로는 보비익폐(補脾益肺, 지라를 보하고 폐의 기능을 더하는 효과), 생진지갈(生津止渴, 몸의 진액을 생성하여 갈증을 멈추게 하는 효과), 안신증지(安神增智, 마음을 안정시키는 효과)가 있습니다.

이렇게 해서 필자가 한의원에서 처방하고 있는 대표적인 두 가지 공진단에 대해 알아보았습니다. 그럼 이제부터는 공진단이 필요한 대표적인 세 가지 유형에 대해 이야기해볼 것입니다. 물론, 필자는 이 책을 통해 실제로 공진단의 효과를 얻은 여러 다양한 사례와 또 공진단이 필요한 각 질병 및 증상에 대해 담을 것입니다. 이번 장에서 소개하는 세 가지 유형은 그중에서도 가장 대표적이라고 할 수 있으니 그 점을 잘 기억하면 좋겠습니다.

공진단이 필요한
가장 대표적인 세 가지 유형 :
수험생, 갱년기, 치매

1. 수험생

● 공진단이 필요한 가장 대표적인 유형이 바로 '수험생'입니다. 요즘엔 워낙 조기교육이 활발한데 기본적으로 우리는 초등학교에 입학해 대학에 가기 전까지 긴 시간 시험을 위한 공부를 하게 됩니다. 그러다 보니 부모 입장에서는 자녀의 학업에 지대한 관심을 가질 수밖에 없고, 성적에도 촉각을 곤두세우게 됩니다. 저는 이 책의 앞머리에서 이야기한 것처럼 오랜 시간 공부를 했고 또 입시생들을 가르친 적이 있습니다. 그 아이들을 맡아서 공부를 지도하다 보면 부모님들의 고민 또한 생생하게 들을 수 있는데요. 이런 이야기를 참 자주 들었습니다.

"우리 애가 마음만 먹으면 잘하는데 노력을 안 해요."

"머리는 좋은데 어디에 정신이 팔렸는지 공부를 안 해요."

"조금만 더 하면 될 텐데, 왜 늘 제자리걸음인지."

과연 이 말이 사실일까요? 정말 아이가 마음을 먹지 않고 노력을 하지 않아 공부를 못하는 것일까요? 아닙니다. 아이가 공부를 못하는 이유는 아이의 탓이 아닐 수 있습니다. 그래서 우리는 아이들이 정말 공부를 못하는 원인이 무엇인지, 그리고 거기에 동반되는 문제가 무엇인지 정확하게 파악해야 합니다. 원인과 문제를 정확하게 파악하여 그 부분을 보완해주는 것이야말로 아이가 공부를 잘할 수 있게 되는 옳은 길이기 때문입니다. 그렇다면 지금부터 '엄마들이 모르는 우리 아이가 공부를 못하는 이유', 즉 '뇌심체'에 대하여 한 번 알아보도록 하겠습니다.

뇌심체의 첫 번째, 뇌력저하

옆집 아이와 우리 집 아이가 똑같은 시간을 들여 공부하는데, 성적이 다르게 나오는 이유는 대체 무엇일까요? 간단합니다. 같은 시간이라도 집중을 잘하는 아이가 있는 반면 집중을 못 하는 아이가 있고, 안정적으로 오랜 시간 앉아있는 아이가 있는 반면 너무 산만한 아이가 있기 때문입니다. 그리고 이렇게 아이마다 다른 모습이 나타나는 이유는 바로 '뇌력저하'에 있습니다. 뇌력이란 머리를 써서 생각하는 힘을 말합니다. 따라서 뇌력저하를 겪는 아이들은 다음과 같은 모습들을 보이곤 합니다.

• 집중력이 오래 가지 못한다.

- 30분 이상 가만히 있지 못한다.
- 충동적이고 과한 행동을 자주 한다.
- 조금만 시끄러우면 금방 산만해진다.
- 잠시도 가만히 있지 못한다.

뇌력저하는 단순히 아이의 타고난 성격이나 환경만의 문제로 생기는 것이 아닙니다. 그리고 이는 곧 충분히 개선과 치유가 가능하다는 뜻입니다. 이를 모른 채 겉으로 보이는 아이의 모습만을 보고 "노력하지 않는다."라고 판단해서는 안 될 것입니다. 뇌력이 부족해 답답하고 힘든 건 어쩌면 부모보다 아이에게 더 큰 스트레스로 작용하고 있을지 모르니까요. 그럼 다음은 뇌심체의 두 번째인 '심'에 대해 알아볼까요?

뇌심체의 두 번째, 마음의 병

가족이나 친구들과 문제없이 잘 지내는 아이가 있는가 하면 불화를 달고 사는 아이도 있습니다. 학교에서, 친구들 사이에서, 또 가정에서 이런저런 문제를 안고 사는 아이들은 극심한 스트레스를 받는데요. 때로는 그 누구에게도 말하지 못해 혼자만 속으로 끙끙 앓는 경우도 많습니다. 그리고 이런 스트레스는 어김없이 공부로 이어집니다. 이러한 문제들로 인해 아이는 공부를 하고자 하는 의욕이 떨어지게 되고 억지로 공부를 하더라도 그 능률이 심각하게 떨어지게 됩니다. 심적으로 받는 스트레스가 공부에 큰 방해요소가 되는 것이죠. 이렇게 아이가 갖게 되는 마음의 병은 '심력'에 의한 것인데요. 여기서 심력이란 마음이 미치는 힘을 말합니다. 따라서 이 같은 문제를 안고 있는 아이들은 우울증이나 불안장애, 강박장애, 불면증, 야경증과 같은 증상을 앓게 되어 온전히 공부에 집중할 수 없게 되는 것입니다. 따라서 이런 경우, 성적을 점검하기 전에 먼저 마음의 병을 치료해주어야 합니다.

뇌심체의 마지막 세 번째, 체력저하

뇌심체의 마지막인 '체'는 체력저하를 말합니다. 많은 부모님들이 다른 집 아이는 오랜 시간 공부를 해도 피곤해하지 않고 책상에 쭉 앉아있는데 자신의 아이는 금방 피곤해하거나 자리에서 일어나버린다고 생각합니다. 그리고 그 이유를 대부분 "집중력이 낮고 산만해서." "공부하기 싫어서."라고 여겨버립니다. 하지만 제가 아이들과 깊이 상담을 해보면 단순히 집중력이 떨어지고 공부가 싫다는 것보다는 공부에 집중할 만큼의 힘이 없는 경우가 많았습니다. 즉, 실제로 많은 아이들이 체력저하로 인해 나타나는 증상들로 공부에 제대로 전념하지 못하고 있는 것입니다. 공부에 있어 가장 기본적으로 갖추어져야 하는 것은 바로 체력입니다. 체력이 따라주지 않으면 아무리 공부를 하고 싶은 마음이 있더라도 제대로 된 집중력과 학습능력을 발휘할 수 없습니다. 혹여 자녀가 다음과 같은 증상을 호소한다면, 반드시 아이의 체력을 점검해보길 바랍니다. 이 증상들은

명확하게 체력과 연관되어 있기 때문입니다

"책상에 오래 앉아있는 게 너무 힘들어요" ▶ 만성피로

"눈이 너무 아파요." ▶ 안구건조증

"집중이 잘되지 않아요." ▶ 체력저하로 인한 집중력 저하

"책을 읽어도 이해가 잘 안 돼요." ▶ 체력저하로 인한 집중력 저하

"자주 체하고 소화가 되지 않아요." ▶ 과민성대장증후군

앞선 머리말에서 이야기했듯 공부에 있어 체력은 핵심 중의 핵심입니다. 체력은 공부시간뿐만 아니라 집중력에도 큰 영향을 미치기 때문에 체력의 차이가 결과의 차이로 나타난다고 해도 과언이 아닙니다. 따라서 이를 해결하기 위해서는 아이들의 낮은 집중력이나 오래 앉아있지 못하는 것을 탓하기보다 근본적인 해결책을 제시해 주는 것이 필요합니다.

뇌심체를 치료하는 수석공진단

수석공진단을 처음 만들 때, 제 목표는 단 한 가지였습니다. '공부하는 사람의 몸과 마음이 아프지 않고, 공부에 최선을 다할 수 있도록 도울 수 있는 보약을 만들자.' 이것이 제가 아내를 위해 처음으로 공진단을 만들 때부터 공진단을 개발, 제조하고, 처방하기까지 지켜

온 단 하나의 목표였지요. 그리고 지금은 그 목표가 이루어졌고, 끊임없이 좋은 결과로 선순환되고 있습니다.

동의보감에는 총명탕(聰明湯, 자주 잊어버리는 것을 치료하며, 오래 먹으면 하루에 천 마디 말을 외울 수 있다는 명약)이나 장원환(壯元丸, 건망증, 불안함, 가슴 두근거림, 불면증 같은 심리적인 병을 치료하는 명약) 같이 학습과 관련된 여러 가지 명약들이 기재되어 있습니다. 이 명약들은 머리를 맑게 하고 마음을 편안하게 만들어주며, 기혈을 보하는 처방들인데요. 이러한 동의보감의 전통적인 처방을 기본으로 만들어진 것이 바로 수석공진단입니다.

이처럼 공진단은 기억력 개선 및 인지기능 개선, 항불안 효과와 불면증 개선, 그리고 뇌신경 보호와 피로회복 등의 효과가 검증되었습니다. 따라서 아이들이 공부에 온전히 집중하기 힘든 핵심적인 문제인 '뇌심체'의 해답이 될 수 있는 것입니다.

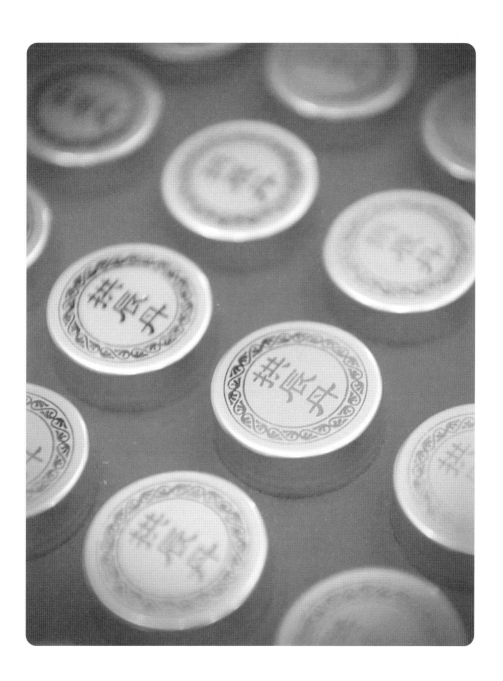

기억력 개선효과

공진단이 알츠하이머형 치매 환자에게 미치는 영향
〈동의신경정신과학회지 v.15 No.2(2004년)〉

알츠하이머형 치매 환자에게 공진단 투여 전 K-DRS 총점의 평균은 93±12.1점으로 나타났고, 공진단 투여 후 총점의 평균은 114±14.5점으로 상승됨을 알 수 있었다. 100일간의 공진단 투여가 치매 환자의 인지기능을 향상시킨 것으로 사료되었다.

기억력과 인지기능 개선 및 항불안 효과

공진단과 영신초, 원지, 석창포 혼합체제의 기억력과 인지기능 개선 및 항불안에 관한 연구
〈동의신경정신과학회지 v.15 No.2〉

공진단과 영신초, 원지, 석창포 혼합체제의 신경보호효과 검색을 위해 생쥐를 이용한 passive avoidance(Passive Avoidance), Y-Maze Tasks, Morris Water Maze Task를 시행하였고, 항불안효과를 검색하기 위해 Elevated Plus-Maze(EPM)를 시행하였다. EPM실험에서 혼합체제를 처리한 생쥐의 경우, 생리식염수를 처리한 대조군에 비해 open arms에 머무르는 시간이 증가하는 경향을 관찰할 수 있었다. 결론적으로 공진단과 영신초, 원지, 석창포 혼합체제는 기억력과 인지기능 개선 및 항불안 효과가 있음을 시사하는 내용이다.

인지장애에 미치는 영향

완만한 인지장애에 100일 동안 공진단 치료를 한 결과 인지능력을 향상해준다.

불면증 환자에 대한 공진단 케이스 리포트

공진단 치료 후 불면증 환자의 수면시간이 1시간에서 6시간으로 늘어났다.

뇌신경 보호

공진단이 MCAO 모델 흰쥐에서 gliosis 억제에 미치는 영향
〈성기문, 원광대학교 대학원(2009년)〉

중동뇌동맥폐쇄(MCAO)를 유발시킨 흰쥐에 GJD를 투여하고 뇌경색 부위의 크기 감소, 추상 세포 수, GFAP 및 CD81, c-Fos, ERK의 발현 변화를 관찰한 결과 GJD 투여는 MCAO모델 흰쥐의 뇌허혈 크기를 감소시켰고 해마 세포사를 억제하였다. 또한 GFAP, Cl91과 c-Fos 발현을 감소시켰고 ERK 발현을 증가시켰다. 따라서 공진단 투여는 허혈성 뇌치료 에 효과가 있다.

공진단의 피로회복 개선과 항산화 항노화 작용

공진단의 성분 분석 및 항산화 작용에 미치는 영향
〈대학본초학회지 V.22 No 2.(2007년)〉

공진단의 성분에는 항산화 및 항노화 작용이 있는 아미노산과 무기질이 함유되어 있으며 다양한 추출물에서 항산화성이 있음을 알 수 있다.

2. 갱년기

갱년기(Climacteric)는 일명 폐경기(Menopause)라고도 불리며, 난소의 기능이 노년기로 이행하는 시기를 의미합니다. 갱년기는 45세부터 55세 사이의 여성에게 난소 기능의 저하가 시작되면서 발생하는데요. 이는 여성호르몬(Estrogen, Progesterone) 분비량이 급격하게 감소하기 때문입니다. 통계적으로 갱년기의 연령은 40~55세로 나타납니다. 하지만 최근의 추이를 보면 평균수명 연장의 영향인지 더 늦은 나이에 시작되는 경향을 보이고 있습니다.

갱년기의 기간은 약 4년에서 7년 정도로 알려져 있는데요. 단순히 노화로 인한 갱년기가 아닌 고혈압이나 당뇨 같은 만성질환, 그리고 항암치료나 가족력에 의한 갱년기라면 난소 기능의 저하가 평균보다 더 악화되기도 합니다.

갱년기의 대표적인 증상들

갱년기에 가장 흔하게 나타나는 증상은 불규칙한 생리이지만 실제로는 더 구체적이고 다양합니다. 갱년기의 증상은 시작되는 시기의 초기증상과 폐경 시점의 중기증상, 그리고 폐경 후에 발생하는 후기증상으로 구분되는데요. 초기증상부터 하나하나 알아보도록 하겠습니다.

먼저 초기증상입니다. "요즘 얼굴이 자꾸 울그락불그락해요." "열이 올랐다 내렸다 해요." "잠도 잘 안 오고, 자꾸 깜빡깜빡하고요."

이런 증상은 갱년기 초기에 대표적으로 나타나는데요. 이는 '급성 호르몬 결핍'으로 인한 것입니다. 급격하게 여성 호르몬이 줄어듦에 따라 머리 부위가 갑작스럽게 붉어지는 증상이나 안면홍조, 불안감, 우울증, 기억력감퇴, 수면장애와 같은 증상을 겪어 됩니다.

중기에는 피부 건조감, 손발 저림, 질 위축, 방광·요도 위축(빈뇨, 요실금)과 같은 증상들이 나타납니다. 이로 인해 질 건조증이나 질 화끈거림, 성교통이 나타나기도 하는데요. 질이 위축되기 때문에 질염이 잘 생기며, 부부관계 후 방광염과 같은 증상이 자주 발생하곤 합니다. 실제로 이 시기에 평생 경험해본 적 없던 방광염에 걸렸다는 여성분들의 수가 적지 않습니다.

마지막으로 후기증상입니다. 갱년기 후기는 초기와 중기에 겪은 증상들이 그대로 남아 더 심해질 수 있는 시기이며, 이 외에도 고지혈증이나 골다공증, 심혈관 질환과 같은 증상들이 나타납니다. 특히 골 손실이 가장 심해지는 때는 폐경 직후인데요. 이를 예방하기 위해서는 폐경 초기에 관리를 잘해주는 것이 중요합니다. 심혈관계도 마찬가지로 갑자기 나빠질 수 있습니다. 질병은 항상 예방이 가장 중요하다는 말이 있는데요. 특히나 심혈관과 관련한 질환의 발생률을 낮추려면 초기에 대비책을 세워 몸 관리를 시작해주는 것이야말로 더 큰 문제를 차단하는 지혜로운 방법입니다.

갱년기 진단은 어떻게 할까?

"저는 갱년기인가요? 올해로 45세인데 생리 주기가 갑자기 불규칙해졌어요."

우리가 갱년기에 접어들었는지 아닌지는 확실하게 판단하기는 어렵지만, 보통 40대 이후에 생리 주기가 불규칙해지거나 그 주기가 길어지면 갱년기를 의심하게 됩니다. 이럴 때 임신이나 다른 내분비학적 이상이 없다면 갱년기로 진단합니다. 또한 난소의 기능이 소실되어 자연적 생리 후 1년간 생리가 없으면 폐경으로 진단하며, 난소가 수술로 인하여 모두 제거된 상태라면 수술적 폐경으로 진단합니다.

갱년기를 진단할 때에는 난포자극호르몬(Follicle Stimulating Hormone) 수치를 참고하게 되는데요. 이는 갱년기에 월경 전체 주기에 거쳐 난포자극호르몬의 혈중농도가 높아지기 때문입니다. 이 호르몬의 영향으로 인해 생리 주기가 짧아지고 난소의 기능이 떨어지게 되면서 생리 주기가 불규칙하게 바뀝니다.

갱년기 증상 완화를 위한 치료법이 따로 있을까?

"생각보다 갱년기 증상들이 너무 힘들어요. 자주 우울하고, 무기력한 느낌도 들고요. 갱년기가 오기 전에는 별일 아니라고 생각했는데, 막상 제가 이 상황이 되니 정말 고통스럽네요. 어떻게 하죠?"

이런 고통을 호소하는 분들이 생각보다 많습니다. 사실, 갱년기는 당사자 외에는 그 고통을 잘 모르기 때문에 가족들이 배려해주지 않으면 혼자서 많이 힘들어하며 그 시기를 보낼 수도 있어요. 게다가 아무런 예방이나 대처를 하지 않으면 일상 속에서 더 힘든 점들이 많이 나타날 수 있습니다.

그래서 보통 갱년기 증상이 나타나면, 이를 완화하기 위해 호르몬 보충 요법을 쓰게 됩니다. 이 요법은 폐경으로 인해 결핍된 여성 호르몬을 외부에서 보충해주는 것인데요. 가장 이상적인 치료 시점은 폐경이 임박한 시기임과 동시에 갱년기 증상이 나타날 때입니다. 해당 요법으로 치료를 받을 시 안면홍조와 불면증, 불안감과 우울감 같은 정신적 증상이 호전될 수 있으며, 근골격계와 비뇨생식기계의 질환을 예방하거나 치료할 수 있습니다. 그러나 문제는 이 호르몬 보충 요법만으로 갱년기의 모든 증상을 치료할 수는 없으며, 또한 사람에 따라 오히려 위험할 수 있다는 것입니다. 가장 대표적인 예는 자궁내막암이나 유방암과 같은 호르몬 의존성 종양이 있던 사람의 경우인데요. 이런 경우 호르몬 보충 요법을 시행하면 이런 질병들이 재발할 수 있기 때문에 권장되지 않습니다. 또한 간부전이나 담낭질환, 혈관색전증이 있는 분들이나 비정상 자궁 출혈이 있는 분들에게도 호르몬 보충 요법은 사용하기 어려운 요법입니다.

한의학에서는 갱년기를 어떻게 다룰까?

가장 오래된 중국의 한의학서인 황제내경(黃帝內經)에서는 여성의 신체 변화 주기를 7년으로 보는데요. 이때 신체 변화의 두 번째 단계인 이칠(二七, 14세)에 생리를 시작하여 자식을 가질 수 있고, 일곱 번째 단계인 칠칠(七七, 49세)에는 임맥이 허하며 천계가 메말라 자식을 가질 수 없다고 기술하고 있습니다. 즉, 한의학에서는 49세를 전후로 갱년기가 온다고 이야기합니다.

한의학에서는 갱년기 증후군의 기본을 신허(腎虛)로 봅니다. '신허'란, 인체에서 콩팥을 뜻하는 신(腎)에 정기가 부족해진 것을 말하는데요. 증상에 따라 신음허(腎陰虛), 신양허(腎陽虛), 신음양양허(腎陰陽兩虛), 심신불교(心身不交), 간울(肝鬱), 심비양허(心脾兩虛) 등으로 구분할 수 있습니다.

- 신음허 : 상열감, 땀, 어지러움, 기억감퇴
- 신양허 : 손, 발 몸이 차가움, 부종
- 신음양양허 : 어지럼증, 허리 시림, 식은땀
- 심신불교 : 불면증, 가슴이 뛰는 증상, 허리 무릎 시림
- 간울 : 긴장감, 우울, 답답함, 상열감과 땀
- 심비양허 : 붓기, 무기력, 식욕 저하

한의학에서는 위와 같이 나타나는 갱년기의 증상들을 단계적으로 치료합니다. 그 단계는 크게 4단계로 나누는데요. 첫 번째 단계에서는 상열하한(上熱下寒, 상부에는 열증이 나타나고 이와 동시에 하부에는 한증이 나타나는 것)을 치료하여 기의 흐름을 바르게 합니다. 두 번째 단계에서는 심음(心陰, 심에 흐르는 체액)을 보충 · 유지하며, 세

번째 단계에서는 자궁외 어혈(瘀血, 혈액이 제대로 돌지 못하여 한 곳에 정체되어 있는 증세)을 제거하고, 마지막 네 번째 단계에서 혈액순환을 강화하는 방법이 이루어집니다. 그리고 이 모든 치료 단계와 병행했을 때 매우 뛰어난 효능을 발휘하는 것이 바로 공진단입니다.

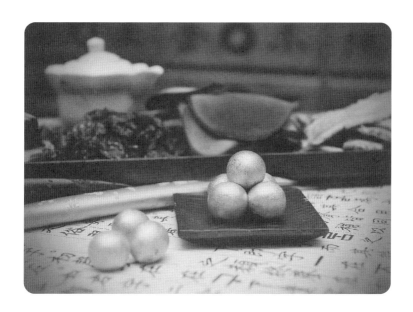

갱년기와 공진단

공진단이 갱년기에 탁월한 효능을 발휘하는 이유는 무엇일까요? 이는 공진단이 정기(精氣)를 돋우고 기혈을 원활하게 만들어주는 데 탁월하기 때문입니다. 특히, 녹용과 당귀에 함유된 성분은 갱년기에 부족해진 여성호르몬을 보충해줍니다.

"공진단을 먹은 후 갱년기 증상이 몰라볼 정도로 줄었습니다."

"생리를 다시 시작했어요!"

이처럼 실제로 공진단은 갱년기 증상을 완화시키는 데 매우 뛰어난 효능을 보이며, 실제로 갱년기 진단을 받은 후에 다시 생리가 시작되는 사례들까지 확인되고 있습니다. 호르몬 보충 외에도 공진단은 여러모로 갱년기에 큰 도움이 되는데요. 공진단에 들어있는 사향은 혈액순환 촉진과 뇌기능 활성화 효과가 있기에 기억력 감퇴를 겪게 되는 갱년기 여성들에게 큰 도움이 되며, 당귀는 조혈기능을 강화하고 혈압을 내려주는 효능을 가지므로 갱년기 여성들이 겪게 되는 불안감과 우울증이 가라앉는 효과를 볼 수 있습니다. 또한 산수유 역시 성기능을 강화하는 효능이 있고, 몸에 들어왔을 때 항산화 작용을 하기에 갱년기에 자연스레 겪게 되는 변화인 '노화'를 방지하는 데에 큰 도움이 됩니다.

공진단의 효능은 연구결과와 논문들을 통해 이미 충분히 검증되어 있는데요. 공진단에 대한 논문인 〈공진단의 효과에 대한 문헌적 고찰(한방재활의학과학회지, 2013)〉과 〈공진단의 성분 분석 및 항산화 작용에 미치는 영향(대한본초학회지, 2007)〉, 그리고 〈양의공진단이 노화 생쥐의 생식능력에 미치는 영향(대한한방부인과학회지, 2004)〉 등을 통해 갱년기 증상을 완화시킬 수 있는 공진단의 효능을 찾아볼 수 있습니다.

갱년기 증상은 나이가 들면 누구에게나 찾아오게 되는 자연스러운 신체 변화입니다. 이 변화를 개선하기 위한 생활습관들(규칙적인 운동, 영양균형이 잡힌 식사, 충분한 수면 등)에 대해서는 이미 잘 알려져 있지요. 하지만 이것만으로는 쉽게 이겨내기 힘든 것이 갱년기를 지나가는 여성들의 현실입니다. 특히 갱년기로 인한 증상이 심하거나 견디기 힘든 분들의 경우, 잦은 피로감과 작은 증상에도 큰 고통을 느끼는 몸을 보완하기 위한 보약이 필수적입니다. 갱년기 역시 신체의 노화와 더불어 신체의 기력이 떨어지는 것에 큰 영향을 받기 때문이죠. 정확한 진료를 통한 치료와 처방으로 도움을 받는 것이 갱년기 여성에게 꼭 필요한 이유입니다.

3. 치매

통계청의 '2020년 고령자 통계'에 따르면 한국의 65세 이상 노인 인구가 우리나라 전체 인구인 5,150만 명 중 14.4%인 740만 명에 달한다고 합니다. 이는 곧 우리 사회가 고령사회에 진입했음을 뜻하는데요. 예측에 따르면 2025년에는 노인인구의 비중이 20.3%로 증가하여 초고령사회가 될 것으로 전망된다고 합니다. 이렇듯 사회가 고령화됨에 따라 문제로 떠오르고 있는 질환이 있는데요. 그것이 바로 '치매'입니다.

치매는 연간 관리비용이 약 2,042만 원에 달할 정도로 가족 모두를 괴롭히는 질환인데요. 보건복지부 중앙치매센터에서 발표한 우리나라 치매 현황(2019년 기준)에 의하면 65세 노인인구의 10.16%인 75만 488명이 치매 환자라고 합니다. 또한 남성이 약 27만 명, 여성이 약 48만 명으로 여성이 남성에 비해 훨씬 비율이 높다고 하는데요. 무려 두 배에 가까운 차이를 보입니다. 2024년에는 100만 명, 2039년에는 300만 명이 넘어서리라 예상된다는 치매. 그렇다면 이 치매는 과연 어떤 질환일까요?

치매, 어떤 병일까?

치매는 외상이나 질병 등의 원인으로 뇌가 변성되어 지각, 사고, 기억 등의 인지기능이 떨어지는 것을 말합니다. 치매는 노년기의 대표적인 질환으로 알려져 있지만 경우에 따라 30대 후반의 성인에게도 찾아오는 등 그 발병 시기를 노년으로만 단정 지을 수 없는 질환입니다.

치매를 유발하는 원인 질환들은 매우 다양한데요. 그중에서도 가장 많은 비중을 차지하는 것은 '알츠하이머병'과 '혈관성치매'입니다.

'알츠하이머병은 1906년, 독일의 정신과 의사인 알츠하이머(Alois Alzheimer)가 61세인 여성 환자의 병력 및 병리소견을 발표하면서 알려진 병입니다. 알츠하이머병은 뇌의 비정상적 노화에 따른 질환으로, 매우 서서히 발병하여 점진적으로 진행되는 것이 특징인데요. 알츠하이머병에 걸리면 초기에는 기억력 장애가 나타나고, 점점 언어기능이나 판단력과 같은 여러 인지기능에서 이상이 나타납니다. 이러한 증상이 심해질 경우 우울증이나 성격변화, 수면장애, 망상과 같은 정신행동증상이 나타나거나 대소변 실금과 같은 증상을 보이게 되기도 합니다. 알츠하이머병의 정확한 발병 기전이나 원인에 대해서는 여전히 알려진 바가 없는데요. 중요한 위험인자들로는 나이, 유전인자, 뇌 외상, 심근경색 등을 꼽습니다.

알츠하이머병에 이어 큰 비중을 차지하는 혈관성치매는 '뇌혈관질환에 의해 뇌조직이 손상된 사람에게 치매가 발생하는 것'을 말합니다. 뇌경색이나 뇌출혈 같은 질환을 겪게 되면 혈관성치매로 이어지곤 하는데요. 알츠하이머병과는 달리 뇌졸중을 예방하면 치매 진행을 막을 수 있다는 것이 특징입니다. 혈관성치매를 앓게 되면 인지기능 저하, 우울증, 그리고 불안증 등 알츠하이머병과 비슷한 증상을 보이는데요. 원인 질환의 정도에 따라 증상의 종류나 정도, 그리고 출현 시기까지 달라지곤 합니다. 발병의 중요 위험인자로는 고혈압, 심근경색, 당뇨, 고지혈증 등이 꼽힙니다.

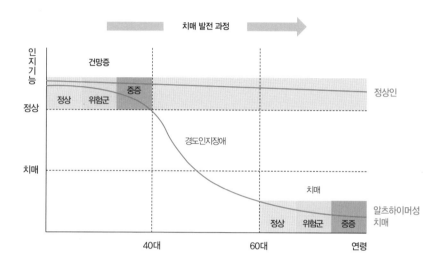

치매, 어떨 때 의심해야 할까?

가장 흔한 치매 초기 증상은 '기억력 감퇴'입니다. 흔히 우리가 기억력이 감퇴했다고 할 때는 "옛날 그 일 기억나?"라고 물을 때 기억이 가물가물한 것을 의미할 때가 많지요. 하지만 치매는 가장 가까운 기억부터 잊게 되는데요. 예를 들면 어제 있었던 일을 기억하지 못하거나 조금 전 했던 말을 반복하는 것, 혹은 방금 물어본 것을 기억하지 못해 물어보는 현상 등이 기억력 감퇴의 대표적인 현상들이라 할 수 있습니다. 또한 최근 일을 자주 잊거나 예전 기억은 남아있지만 오래된 기억을 차츰 잊게 되는 것 역시 치매로 인해 기억력 감퇴가 진행되는 것으로 볼 수 있습니다.

치매를 치료하는 데 있어서 '기억력 감퇴' 시기를 잘 발견하고 집중해야 합니다. 다른 증상으로 진행되지 않고 기억력 감퇴가 시작된 시기라면, '환자 스스로 치료에 적극적으로 임할 수 있는 시기'라고 볼 수 있기 때문입니다. 아직 인지능력의 저하 단계로 넘어가지 않은 시기이기에 치료를 시작하면 그 효과를 훨씬 많이 기대해볼 수 있습니다. 그렇다면 이쯤에서 '한의학에서 보는 치매'에 대해 한번 알아볼까요?

한의학에서 보는 치매

한의학에서는 치매에서 나타나는 기억력 저하 및 인지기능장애, 심리행동 문제, 인격 변화의 임상증후들을 치매(痴呆), 매병(呆病), 건망(健忘), 전광(癲狂), 허로(虛勞) 등의 범주에서 진단합니다. 이는 나이가 들어 신체가 허약해지고 정기가 부족하게 됨으로써, 기혈이 허해서 점차 인지기능장애가 나타나는 경우를 말하는데요. 이와 더불어 정신적인 원인이나 중독, 그리고 외상에 의한 경우가 있다고 봅니다. 다음은 한의학에서 말하는 대표적인 치매의 증상들입니다.

한의학에서 말하는 치매 증상들

1. 비신휴허증(脾腎虧虛證)
: 말이 없고 기억력이 떨어지며, 계산하기 어렵고 논리가 없으며 허리와 무릎이 시리다.

비신휴허증은 행동이 느려지고 말이 없어지며, 기억력이 떨어지고 계산을 힘들어하고 말에 논리가 없어지는 등의 증상이 나타남을 말합니다. 이뿐만 아니라 허리와 무릎이 시리고 기가 없어져 말하기를 귀찮아하게 되는데요. 때로는 입 주위에서 침을 흘리는 일까지 생기기도 합니다.

2. 담탁조규증(痰濁阻竅證)
: 표정이 둔하게 보이며 쉽게 기억을 잊어버리고 말수가 줄며 기분이 일정하지 않다.

담탁조규증은 표정이 둔해 보이고 언어가 맑지 못한 증상을 말합니다. 기억력 감퇴와 머리가 싸맨 듯 무거운 느낌이 들기도 하는데요. 이 외에도 온종일 아무 말이 없다가 갑자기 웃거나 우는 등 비정상적인 감정 상태를 보이기도 합니다.

3. 기혈허약증(氣血虛弱症)

: 얼굴색이 창백하고 식욕이 부진하며 입술과 혀의 색이 연하다.

기혈허약증은 신정(腎精, 정력)이 둔하고 지력이 떨어지며, 얼굴색이 창백하고 식욕이 부진해지는 증상을 말합니다. 입술이 창백하고 설태가 심한 경우 태가 없이 빨갛고, 소아는 얼굴색이 핏기가 없이 창백하거나 맥이 세약합니다.

4. 정기부족증(精氣不足證)

: 행동이 느리고 기억력이 떨어지며 언어가 느려진다.

정기부족증은 보통 노화로 인해 생기는 증상으로 행동이 느려지고 기억력이 현저히 떨어지며 언어가 느려지는 등의 증상을 말합니다. 이때 기가 허약해져 체력이 떨어지는 '기단핍력(氣短乏力)'과 가슴이 두근거리며 불안해하는 증상인 심계(心悸)와 같은 증상이 동반되는데요. 혀 자체가 어두운색을 띠고, 설태가 엷은 백색을 띠며 맥이 세약합니다.

5. 열독치성증(熱毒熾盛證)

: 두통, 현훈(眩暈), 기억력 감퇴, 심번(心煩), 불면, 구강인후 건조 등이 나타난다.

열독치성증은 두통과 어지럼증, 기억력 감퇴, 가슴 답답함, 불면증, 구강 건조와 목구멍 건조 등의 증상이 나타나는 것을 말합니다. 또 위가 음식을 제대로 받아들이지 못하는 납매(納呆)와 소변의 색이 누렇거나 붉은빛을 띠게 되는 요적(尿赤), 대변의 건조, 혀 붉어짐, 그리고 마치 가야금 줄을 누르는 듯한 느낌과 함께 맥이 빨리 뛰는 현상인 맥현삭(脈弦數) 등의 증상이 나타나곤 합니다.

6. 기체혈어증(氣滯血瘀證)
: 반응이 느리고 말이 없으며 쉽게 잊어버린다.

기체혈어증은 정신이 혼미하고 반응이 느리고 말이 없으며 쉽게 잊어버리는 증상을 말합니다. 혀 자체가 지극히 어둡거나 멍이 든 것처럼 혀에 어반, 어점이 보이는데요. 설태가 엷은 백색을 띠고 맥이 거칠고 긴장되어 팽팽하며 맥이 떠 있되, 느리고 거친 경우가 이 본증입니다.

한의학에서는 치매를 "신지(神志)의 병변에 속하여 그 위치가 뇌(腦)에 있으나 심(心), 간(肝), 비(脾), 신(腎), 담(膽)의 장부와 연관이 있을 수도 있다."라고 표현하는데요. 이것을 조금 쉽게 풀어보겠습니다. 먼저 '신지'란 골수 물질을 뜻하는 한의학 용어로, 치매라는 병으로 인해 일어나는 변화가 여기에 속한다는 뜻입니다. 그리고

그 발병의 위치는 뇌에 있지만, 발병의 원인으로는 심장, 간, 비장, 콩팥, 쓸개 등의 장부들에 의해 일어날 수 있다는 것이죠. 그러니 원인이 되는 심장, 간, 비장, 콩팥, 쓸개 등의 장부들을 잘 다스리고 관리하는 것이 치매를 예방하고 치료하는 데 핵심이 된다고 볼 수 있을 것입니다.

다음은 한의학에서 말하는 치매의 원인들인데요. 어떤 것들이 있는지 한번 알아볼까요?

한의학에서는 노년체허(老年體虛), 정지실조(情志失調), 음식실조(飮食失調), 중독외상(中毒外傷), 그리고 타병(他病)까지 다섯 가지를 치매의 원인으로 보고 있는데요. 먼저 노년체허란 나이가 든 사람이 간과 콩팥의 피와 액이 부족해져 그 영향으로 영감이나 기억력이 쇠퇴하게 되는 것을 말합니다. 이것이 곧 치매의 원인으로 발전한다는 것이죠. 두 번째 원인으로 꼽히는 정지실조는 오랫동안 생각하여 근심이 쌓이거나 크게 놀라고 두려워함으로써 마음과 정신이 손상되고, 기가 한곳에 뭉쳐 흩어지지 못하는 상태가 지속되는 것을 말합니다. 이와 같은 상태가 오랫동안 계속되면 치매가 올 수 있다고 보는 것입니다. 요즘 말로 쉽게 표현한다면 '스트레스'가 심한 것을 원인으로 볼 수도 있겠습니다. 세 번째 원인인 음식실조는 영양공급이 안 되거나 편식으로 인해 뇌가 손상되는 것을 말합니다. 제대로 된 영양공급이 이루어지지 못하면 치매가 올 수 있다는 것이죠. 네 번째 원인인 중독외상은 독성을 가진 물질이 체내에 들어오게 되어 뇌에 손상이 일어나는 것과 외상에 의해 뇌에 손상이 일어나는 것을 말하는데요. 중독의 경우 우리 몸에 염소가스나 일산화탄소, 납과 같은 독성물질이 들어와 중독되면 뇌가 손상되어 뇌의 기능이 떨어지는 것을 뜻합니다. 이것이 곧 치매로 이어질 수 있다는 것이죠. 외상의 경우, 출산 시 뇌 또는 척추의 신경이 손상되는 것이나 외부에서의 충격 등으로 인해 두부에 외상이 발생하면 이것이 뇌의 통로를 막아 치매가 발생하는 것을 말합니다. 마지막 원인으로 꼽히는 타병은 한 병이 오래되어 담(痰)이 안으로 쌓이면 치매가 유발될 수 있다는 것을 뜻합니다. 담은 우리 몸 안의 진액이 일정한 부위에 몰려 걸쭉하면서도 탁해지는 것을 말하는데요. 한의학에서는 어떤 질병이 오래되면 반드시 담이 안에 쌓이게 되고, 이것이 곧 청규(淸竅, 머리와 얼굴에 있는 눈, 코, 입, 귀 등 구멍을 통틀어 이르는 것)를 막아 치매가 발생하게 된다고 봅니다.

나도 혹시 치매는 아닐까

이처럼 치매는 원인도 다양하고 증상도 다양하기 때문에 결코 쉽게 볼 수 없는 질병이자 문제입니다. 치매는 초기에 발견하여 치료하는 것이 무엇보다 중요한데요. 이는 초기 치매의 경우 원인이 되는 질환을 치료하면 정상 회복이 가능하며, 또한 적절한 치료에 의해 병의 경과를 지연시킬 수도 있기 때문입니다. 그러니 혹시라도 위에 설명한 것들을 토대로 '혹시 내가 치매에 걸린 건 아닐까?' 하고 의심이 된다면 다음 사항들을 한번 체크해보기 바랍니다. 만약 해당 증상이 잦거나 앞서 이야기한 치매의 원인이 될 만한 질환에 노출된 적이 있다면 반드시 정확한 검사를 받아보아야 합니다.

치매 진단표 ———

• **기억력 저하**
▫ 스스로 기억력 감퇴를 인지하지 못한다.
▫ 힌트를 줘도 기억을 아예 하지 못한다.
▫ 물건을 둔 장소나 약속을 금세 잊어버린다.
▫ 방금 한 말을 기억하지 못해 말을 반복하고 되풀이해서 물어본다.

• **시공간 파악 능력 저하**
▫ 길을 헤매고 쉽게 길을 잃는다.
▫ 계절에 맞지 않는 옷차림을 한다.
▫ 속도감이 나빠지고 종종 실족하기도 한다.
▫ 시간과 장소에 대한 감각이나 판단력이 떨어진다.

• **경제적 개념과 계산 능력의 저하**
▫ 이전에는 잘하던 돈 관리 능력이 저하된다.
▫ 잔돈과 거스름돈에 대한 개념이 무너진다.
▫ 숫자의 의미나 기본적인 계산법을 잊는다.
▫ 이전에는 무리 없던 은행의 이용에 어려움을 겪는다.

• **성격, 감정의 변화와 정신, 행동의 변화**
▫ 기분과 행동이 짧은 사이에 순간적으로 변한다.
▫ 감정의 변화로 우울증, 수면장애, 불면증, 과도한 수면 등과 증상들이 나타난다.
▫ 매사에 의욕이 없고 감정 변화를 예측하기 어렵다.

• **일처리 능력 감소**
▫ 이전과 비교했을 때 판단력과 결정력이 저하된다.
▫ 사소하지만 기본적인 정리를 제대로 하지 못한다.
▫ 어려움 없이 해오던 일이나 장기간 해오던 일을 제대로 처리하지 못한다.

치매의 치료법은?

안타깝지만 현대의학에서는 치매를 완치할 수 있는 치료 약물이 아직 없습니다. 치매의 진행을 지연시키는 인지기능 약물치료는 아세틸콜린 분해효소 억제제(Acetylcholinesterase Inhibitor, ACEI)와 NMDA수용체 길항제(N-Methyl-D-Aspartate Receptor Antagonist)가 전부인데요. 간략하게 두 약물에 대해 알아보겠습니다.

먼저 아세틸콜린 분해효소 억제제는 치매로 인해 저하된 시냅스 간극의 아세틸콜린 농도를 증가시켜주는 약물입니다. 이 약물로 인지기능을 향상시킴으로써 병의 진행 경과를 약 6개월에서 2년 정도로 지연시킬 수 있습니다. 다른 하나인 길항제는 글루타메이트(glutamate)라는 이름의 신경전달물질 수용체인 NMDA수용체를 억제시키는 약물인데요. NMDA수용체가 과하게 흥분하게 되면 뉴런이 손상되어 세포의 자멸을 촉진시키기 때문에, 이를 억제시켜주는 약물을 쓰게 되는 것입니다. 따라서 다른 약물치료와 함께 NMDA수용체 길항제를 같이 사용함으로써 치매의 진행을 지연시키고 증상을 경감시키는 것이죠.

위 두 가지 약물을 제외하면 치매에 사용되는 약은 치매와 동반되어 오는 정신질환인 정신행동증상(공격적행동이나 의심)과 정동장애(무기력증이나 우울증)에 쓰이는 항우울제, 항불안제가 전부이며, 이 외에는 비약물치료인 현실인식훈련, 인지훈련치료, 인지자극치료, 회상치료 등이 사용되고 있습니다. 이 치료를 간단히 정리하면 다음과 같습니다.

• 현실인식훈련

현실적이고 체계적인 정보를 제공하여 자신과 주변 환경에 대한 기본적인 사실을 다시 인식하게 한다.

• 인지훈련치료

기억력, 집중력, 시공간능력, 판단력 등 각 영역에 초점을 맞춘 표준화된 과제를 해결하도록 한다.

• 인지자극치료

인지기능 및 사회기능 향상을 위해 전반적인 인지기능에 초점을 맞추어 광범위한 활동 및 토의를 진행한다.

치매, 한의학에서의 치료는?

양방에서 이렇게 약물과 기타 부가적인 치료를 통해 치매의 진행을 늦추고 있다면, 한의학에서는 어떤 방식을 사용하고 있을까요?

한의학에서의 치매 치료법에는 여러 가지가 있습니다. 먼저 한약을 통해 치료하는 방법으로는 육미지황환(六味地黃丸, 물을 성하게 하고 신'腎'을 보'補'하는 처방)과 지황음자(地黃飲子, 중풍후유증으로 인한 반신불수나 뇌경색을 치료하는 처방), 보양환오탕(補陽還五湯, 중풍'中風' 후의 유증'遺症'에 쓰는 처방), 그리고 억간산(抑肝散, 허약, 신경과민, 불면증, 근육 경련, 갱년기 장애 등에 처방) 등이 있습니다. 한약이 아닌 시술 치료로는 침 치료가 있는데요. '대한한방신경정신과학회'가 주관이 되어 개발 중인 '한의임상진료지침'에서는 "알츠하이머 치매에는 항치매 약물만 쓰는 것보다는 침 치료를 같이 병용할 것"을 권고하고 있으며, 인지기능과 일상생활능력 개선을 위해서도 침이나 전침치료를 이야기하고 있습니다. 그리고 이렇게 다양한 치료법들과 더불어 특히 뛰어난 효과를 보이고 있는 처방이 바로 공진단인데요. 다음은 공진단이 치매에 어떻게 도움이 될 수 있는지에 대한 논문들입니다.

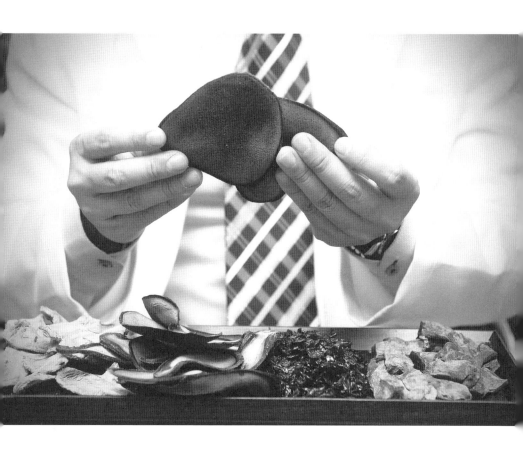

인지기능 개선 및 항불안 효과

공진단과 영신초, 원지, 석창포 혼합제제의
기억력과 인지기능개선 및 항불안에 관한 연구

〈동의신경정신과학회지 제22권〉

본 논문은 공진단과 영신초, 원지, 석창포 혼합체제의 기억력과 인지기능 개선 및 항불안에 관한 연구이다. 연구 결과 SCOPOLAMINE(1MG/KG,I.P.)을 처리한 기억상실의 경우, 혼합체제(400, 800 MG/KG) 단일 처리로 PASSIVE AVOIDANCE, Y-MAZE TASKS 실험 결과($p < 0.05$) 인지기능을 현저히 개선되었고 MORRIS WATER MAZE TASK 실험 결과($p < 0.05$) 탈출경향이 감소하였다. 이를 통해 공진단과 영신초, 원지, 석창포 혼합제제에 기억력과 인지기능 개선 및 항불안 효과가 있음을 알 수 있다.

뇌 신경미세섬유량 증진

장원환이 XO/HX에 의해 손상된 대뇌피질 신경세포에 미치는 영향

〈대한한의학회지 제20권 제2호(2000년)〉

본 논문은 장원환 추출액의 신경독성 손상의 독성 기전과 신경보호 효과를 설명하기 위한 실험 보고이다. 실험 조사 결과 XO/HX는 투여량에 따라 세포 생존력의 증가를 유도하였고 배양된 쥐의 대뇌 피질신경세포상의 신경미세섬유량의 감소를 유도하였다. 또한 신경보호효과에 있어서 장원환 추출액의 XO/HX로 손상된 쥐의 대뇌 피질신경세포상의 심경미세섬유량을 증가시켰따. 이를 통해 XO/HX가 배양된 쥐의 대뇌 피질신경세포에 독성 효과를 보이고 장원환 추출액이 XO/HX로 유도된 신경독성의 방지에 좋은 효과가 있다고 사료된다.

사향의 뇌기능 활성 효과

사향(麝香) 및 사향 배합 한약제제의 구강 투여가
백서(白鼠)의 기억 및 뇌기능 활성에 미치는 영향

〈대한한방소아과학지 제23권 제1〉

사향 및 배합 한약제제 구강 투여가 백서의 기억 및 뇌기능 활성에 미치는 영향을 관찰하고자 투여 후 방사형 미로학습을 통한 행동학적 검사, cresyl violet을 이용한 신경세포 손상 방어효과, acetylcholinesterase(AchE) 및 choline acetyltransferase(ChAT) 검사를 하였다. 뇌신경 회복 효과와 체중대비 간장무게, 간기능 관련 혈청 AST, AST등을 관찰한 결과 HM-C군이 유의한 증가를 나타내었다.

사향이 기억능력 향상에 미치는 영향

사향(麝香)이 생쥐의 뇌손상에 미치는 영향

〈대한한의학회지 V.15 No 2〉

In histotoxic anoxia, Moschus(0.4mg / kg, p.o) demonstrated a protective effect on coma induced by a sublethal dose of KCN(1.8mg / kg, i.v) in mice. In the normobaric hyposia with a vaccum, moschus showed a significant extension of survival time in mice. From the above results, it is suggested that Moschus demonstrated protective effects on the brain damages induced by cerebral anoxia.

자료에서도 확인할 수 있듯이, 공진단은 치매의 대표적인 증상인 기억력 감퇴를 지연시키고 심신을 안정하는 데 탁월한 효과를 발휘하기에 더욱 각광을 받고 있습니다. 무엇보다 치매의 원인으로 꼽히는 노년체허, 정지실조, 음식실조 등은 체력적인 부분과 직결되는 이야기입니다. 따라서 기력을 보해주고 인지기능을 향상시켜주는 공진단이 뛰어난 효능을 보이는 것입니다.

　이제 고령화 사회는 피해갈 수 없는 인류의 숙제가 되었습니다. 100세 시대가 도래한 지금, 얼마나 건강하게 오래 살 수 있느냐가 중요해졌습니다. 치매는 삶의 질을 떨어뜨리는 무서운 병이기에 무엇보다 초기에 발견하여 치료에 들어가고, 최대한 진행을 늦추는 것이 중요합니다.

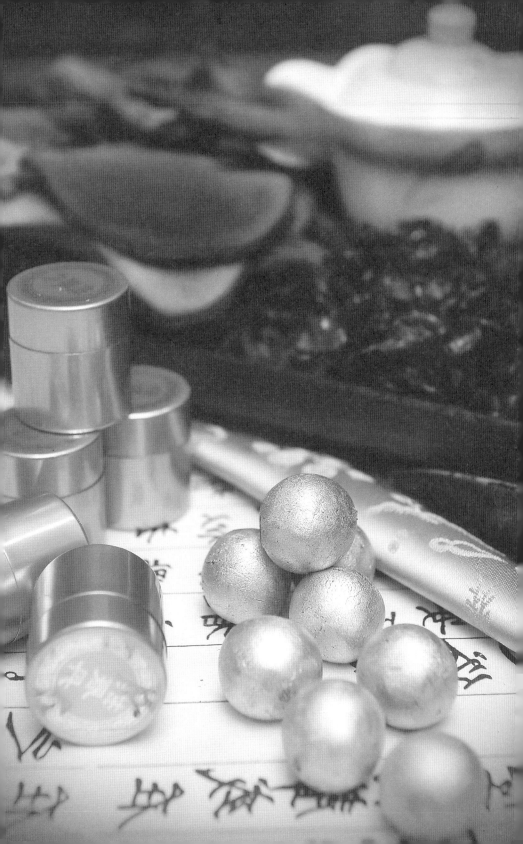

"당신은 충분히 건강해질 수 있습니다"

사랑하는 사람을 위해 만들어진 최고의 보약!
많은 환자들에게 행복한 삶을 선물해준
공진단 이야기

Part 3

●

내 몸을 살리는
공진단의 기적

: 효과성과 안전성을 모두 갖춘
공진단 이야기

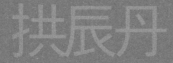

CASE 1
이제 진통제는 그만 먹고 싶어요

● 올해 26세가 된 원일 씨는 처음 저를 찾아왔을 때 LEET(법학적성시험)을 준비 중인 학생이었습니다. 저도 공부를 오래 했고, 워낙 과외를 많이 했기 때문에 표정만 보아도 공부에 찌들어 있다는 걸 알 수 있었어요. 수험생들은 보통 공부의 양은 늘려야 하는데 집중력은 떨어지고, 그러다 보니 깊은 잠도 잘 수 없어서 얼굴엔 다크서클이 가득하고 피부도 까칠한 경우가 많죠. 깡마른 체형의 원일 씨도 이미 푸석해진 피부와 피로감이 가득한 눈으로 저를 찾아왔습니다.

"너무 피곤해요…."

어떻게 오셨냐는 저의 질문에 대한 첫 대답이 "너무 피곤해요."였습니다. 그리고 이어지는 말은 "공부해야 하는데…."였습니다. 하고 싶은 말은 많아 보였지만 제대로 설명도 이어갈 수 없을 만큼 심리적 압박이 심한 듯 보였습니다.

"잠은… 별로 안 자는 것 같지만 계산을 해보면 그래도 7~8시간은 자는 것 같거든요. 하지만 늘 피곤해요. 오전엔 너무 졸려서 공부에 집중도 잘 안 되고요. 몸이 많이 피곤하거나 시험 압박으로 스트레스가 몰려올 때면 저도 모르게 눈을 자꾸 깜빡이게 돼요. 한약도 먹어보았고 진통제는 또 얼마나 많이 먹었는지… 근데 그때뿐이고 나아지질 않아요."

원일 씨는 소화도 잘 안 되는 상태였습니다. 음식을 먹기만 하면 명치가 답답하고 불안과 걱정이 심하다 보니 체하는 일도 잦았습니다. 무엇보다 6년 전쯤 교통사고로 뇌진탕 진단을 받은 적이 있는데, 그 이후로 항상 머리가 묵직한 느낌이 있다는 것이었습니다. MRI 등을 통해 정밀검사를 받아도 이상이 없고, 두드러지는 통증도 없다고 했습니다. 하지만 공부를 하거나 어떤 일에 집중할 때면 유난히 머리가 무겁고 조이는 현상이 일어나는 것이었습니다. 그러다 보니 예전보다 집중력이 현저히 떨어지고, 체력도 그 전보다 매우 저하되어 일상생활이 힘들 정도였습니다.

원일 씨 상황은 일반적이라 해도 고통스러울 정도의 몸 상태였습니다. 그런데 어려운 시험 준비까지 하고 있으니 더 힘들 수밖에 없었습니다. 6년 전 교통사고가 직접적인 영향을 주었을 수도 있고 그 후유증이 남았을 수도 있지만, 무엇보다 그것이 현재의 상황으로까지 이어져 심적으로 스트레스를 강하게 받고 있다는 게 문제였습니다. 이미 피로가 누적되어 장기들이 제 기능을 하지 못하니 음식을 먹어도 제대로 소화, 흡수가 안 되는 상태였고요. 몸의 각 부위들이 제 기능을 하며 자연스럽게 돌아가지 못한다면 몸은 여기저기가 아프기 시작합니다. 세포들이 영양을 공급받지 못하고 혈류의 흐름도 원활하지 못하고 기의 흐름 또한 막혀서 피로도가 쌓이고 머리도 먹먹한 상태가 되고 말지요.

　제가 아무리 "마음을 편안하게 가지세요."라고 말한다 해도 막상 시험이라는 벽 앞에선 소용없다는 것을 알았습니다. 저도 이미 숱하게 경험했기 때문이죠. 따라서 그 말도 중요하지만 우선 이러한 몸 상태가 오히려 시험에 더 좋지 않은 작용을 한다는 점, 잘하려고 할수록 더 뒷걸음질 칠 수밖에 없다는 현실적인 부분을 강조했습니다. 원일 씨가 힘들어하는 부분에 대해 충분히 이야기를 듣고, 같은 시간을 공부해도 더 효율을 내는 것이 중요하다는 나름의 공부 철학에 대해서도 나누었고요. 지금은 공부의 양을 늘리기보다는 효율을 높이기 위한 준비가 급선무였기에 저는 원일 씨에게 보약과 함께 공진단을 처방해주었습니다.

[수석공진단 4개월, 녹용보약 1개월]

　이렇게 처방을 받은 원일 씨는 1차 복용 후 일단 머리가 묵직한 느낌이 많이 호전되었다고 했습니다. 집중력 또한 공진단을 1개월 복용한 후 50% 이상 호전되어 전보다 훨씬 나아졌습니다. 수면 시간은 1시간 정도 줄였는데 더 많이 잘 때보다 오히려 피로도가 낮고 오전에도 덜 졸린다고 했습니다.

　2, 3차 복약 이후로는 한결 더 좋아졌습니다. 스트레스를 받으면

눈을 깜빡이던 증상도 몰라보게 달라져 자신도 깜짝 놀랐다고 했습니다. 답답함을 느낄 때면 숨이 차고, 책상 앞에 앉아있는 시간이 길어 안구건조증 때문에도 무척 힘들었다고 했는데, 그 부분도 함께 호전되어 활기를 되찾게 되었습니다.

그렇게 4개월을 복약한 후 약을 끊은 원일 씨는 한동안 소식이 없더니 어느 날 저를 찾아왔습니다. 한결 밝아진 얼굴로 진료실 문을 열고 들어오며 "원장님, 저 연세대 로스쿨 합격했어요!" 하는 것이었습니다. 마치 제 일처럼 기뻤습니다. 원일 씨는 이제 법조인이 되기 위한 긴 과정에 들어가야 하고 그 과정이 녹록지 않지만, 자신이 생겼다고 했습니다. 그러면서 원일 씨는 지속적인 공부를 위해 수석공진단을 더 처방받았고 지금도 공부에 매진하며 활기차게 생활하고 있습니다.

수석공진단이 수험생에게 두드러지는 효과를 보이는 것은 그들이 안고 있는 스트레스와 압박감, 불안감 등이 몸에 주는 영향을 공진단이 잘 잡아주기 때문에 그렇습니다. 물론 개인마다 차이가 있고 기저 질환이나 과거에 일어난 일들 역시 영향을 주므로, 원일 씨처럼 구체적인 상담을 통해 처방받은 후 세밀하게 경과를 지켜보는 것이 무척 중요합니다. 무엇보다 시험을 준비해야 한다면 가장 먼저 우리는 교재나 학원 등록이 아닌 '체력'을 준비해야 합니다. 체력을 탄탄하게 준비한다면 절반은 이기고 들어가는 것이나 다름이 없으니까요.

CASE 2
이렇게 살면 뭐해요, 모든 게 허무해요

● 이제 정말 100세 시대가 된 것 같습니다.

오늘날 50대는 과거 사진 속의 50대와는 정말 다릅니다. 과거에는 70세까지 무탈하게 살아온 것을 축하하며 고희연을 열었지만, 요즘은 70세인 분들도 골프를 치고 여행을 다니는 등 취미생활을 즐기는 경우가 많습니다. 젊을 때 조금이라도 더 건강을 잘 관리한 사람들은 더 오랫동안 활기찬 삶을 즐길 수 있겠지요.

하지만 올해 56세가 된 준상 씨는 겉보기엔 건장한 체격을 가졌음에도 불구하고 누적된 피로 때문에 모든 게 귀찮아졌습니다. 친구들은 아직도 쌩쌩해 보이는데 자신만 이미 노인이 되어버린 것 같았어요. "준상아 낚시 가자." "캠핑 가자." "골프 한 게임 해야지." "부부동반 모임에 왜 안 나와." 친구들은 준상 씨를 자주 찾지만, 요즘은 거의 "바빠서 안 돼." "일이 많아서 피곤해." 하는 식으로 거절할 때가 대부분입니다. 실제로 준상 씨는 깊은 피로감을 느낍니다. 체력도 너무 많이 저하되었고요.

준상 씨는 원래도 신경을 쓰는 일이 많아지면 쉽게 지치는 편이었습니다. 회사에서 승진을 하며 실무보다는 직원 관리하는 쪽에 일이 더 많아졌는데, 준상 씨에게는 그 업무가 과중한 부담으로 다가왔습니다. 그러다 보니 스트레스가 증폭해 최근 2~3개월 사이에는 체력이 급격히 떨어져서 1시간 정도만 걸어도 어지러움 증상이 심해지고, 탈진이 오다 보니 수면유지장애(자면서 자꾸 깨는 현상)가 생겨 힘들어하고 있었습니다. 또한 아내와는 나이 차이가 좀 많이 나는 편인데 정력도 상당히 감퇴되어 성생활에도 어려움을 겪고 있었습니다.

"이렇게는 살고 싶지 않아요. 열심히 살았지만 다 허무하네요. 사는 게 사는 것 같지도 않고, 아내 보기도 민망하고요."

준상 씨는 앞의 증상 중 어지럼증이 가장 심했고, 더위를 잘 타고 수시로 쥐가 나는 증상까지 겹쳐 매우 힘든 상황이었습니다. "살고 싶지 않다."라는 말을 입버릇처럼 했는데, 몸이 아픈 증상이 오래되고 일로 더 지치다 보니 그런 말이 자신도 모르게 나오는 듯했습니다.

"충분히 나아질 수 있습니다."

제 말에 준상 씨는 말도 안 된다는 표정을 지었습니다. 사실, 인터넷도 검색해보고 여기저기 알아보다가 오긴 했지만 반신반의했던 것이지요. 저도 그 심정은 충분히 이해합니다. 보통 이런 경우 육체도 지쳐 있지만 심적으로 지쳐 있는 경우도 무척 많으니까요.

우리는 보통 마음이 힘들어 몸에 병이 생긴다고 하지만, 몸이 힘들어 마음에 병이 들기도 합니다. 준상 씨의 경우, 수시로 찾아드는 어지럼증과 탈진, 혈액순환 등을 개선한다면 자신감이 많이 회복되고 심적으로도 훨씬 나아지리라 여겨졌습니다. 그렇게 공진단과 한약을 처방했는데, 하루에 1~2회 공진단을 복약해도 처음에는 매우 더딘 반응을 보였습니다. 어지럼증이 워낙 오래된 증상인 데다 스트레스를 받으면 더 심해지곤 했기 때문입니다.

그러나 낫고자 하는 준상 씨의 의지가 워낙 강했고, 저 역시 더 세밀하게 진단하며 준상 씨를 도왔는데 5차까지 복용을 하자 체력 저하와 어지럼증이 한결 개선되었습니다. 더불어 정력도 좋아져 자신감을 되찾았고, 여러 면에서 더 개선해보고 싶다는 강한 의지를 보였습니다.

중간에 잠에서 깨는 현상과 혈액순환 문제도 많이 개선되었습니다. 하지만 준상 씨의 경우 가지고 태어난 체력이 약하고 신경이 예민하기 때문에, 수시로 자신의 몸을 살피면서 체력을 보강해주어야 합니다. 준상 씨는 달라진 자신의 몸이 삶을 바꾸었다고 말하면서 첫 복용 후 4개월이 지났을 무렵 한의원을 다시 방문해 수석공진단을 100개나 더 추가로 처방받았고, 지금도 자주 들러 몸 상태를 진단하고 있습니다.

욕심은 언제나 화를 불러오지만, 딱 한 가지. 건강에 있어서만큼은 아무리 욕심을 부려도 지나치지 않습니다. 나의 몸은 누구도 대신 돌봐주지 않습니다. 그러므로 평소에도 내 몸 곳곳이 내는 소리에 귀를 기울이고, 몸이 '아프다.'라는 사인을 보낸다면 언제든 거기에 답할 준비를 해야 합니다. 건강한 사람만이 원하는 것을 얻고 행복한 삶을 살 수 있습니다. 이 간단한 원리가 깨지면 우리 삶은 무너져버리고 맙니다. "죽고 싶다."라는 말을 입에 달고 살던 준상 씨로부터 "뭐든 해보고 싶다."라는 말을 들었을 때의 기쁨을 잊지 못합니다. 건강은 건강할 때 지키는 것이 가장 좋지만 내가 내 몸을 살리고 싶다는 의지를 가지기만 한다면 늦은 때란 없음을, 꼭 기억하세요.

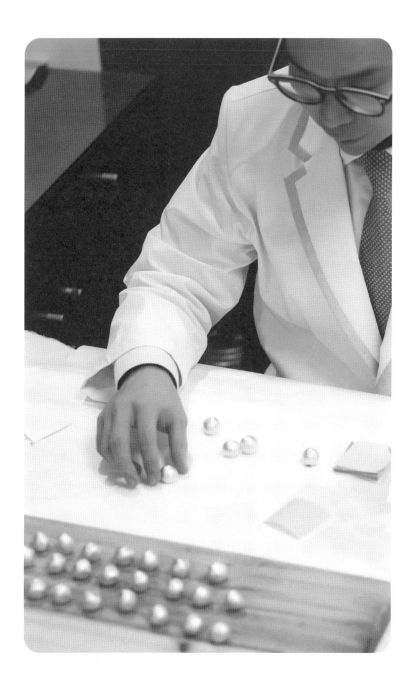

CASE 3
아내가 재활훈련을 너무 힘들어합니다

● "정말 사향의 실물과 인증서를 보여주실 수 있나요?"

어느 날, 한 남성분으로부터 전화가 왔습니다. 믿기지 않는다는 듯한 말투였죠. "네, 원하시는 분께는 언제든 보여드리고 있습니다."라는 대답에 그는 잠시 망설이는 듯하더니 짧은 한마디를 끝으로 전화를 마쳤습니다.

"…조만간 찾아뵙겠습니다."

남성분은 그 말을 끝으로 통화를 마치셨고, 정말로 며칠 뒤에 저희 한의원에 방문하셨습니다. 남성분은 본인이 얼마 전 사향을 문의했던 사람이라며, 실물과 인증서를 정말로 보여줄 수 있는지 재차 물어보셨습니다. 그렇게 사향과 인증서를 직접 확인하신 남성분은 안심하는 표정을 지으시더니, 곧장 상담을 요청하셨습니다.

"아내가… 재활훈련을 너무 힘들어합니다."

남성분이 공진단을 원했던 이유는 다름 아닌 아내, 성희 씨 때문이었습니다. 58세인 성희 씨는 반년 전쯤 뇌종양 수술을 치르셨다고 합니다. 다행히 수술은 잘 마쳤지만 이후에 이루어진 재활훈련을 잘 치러야 하는데 이것을 너무 힘들어하여 걱정이라는 것이었습니다. 또한 치료의 후유증 때문인지 몰라도 실어증까지 겪고 있다고 덧붙였습니다.

"선생님, 공진단이 정말 아내의 재활에 도움이 될까요?"

남편분은 확신을 위한 확인을 받으려는 듯, 간절함이 담긴 눈빛으로 저를 보며 물어보셨습니다. 뇌종양 수술은 그 자체로도 큰 수술이지만 이후에 이루어지는 재활훈련 역시 큰 부분을 차지합니다. 매달 치료 목표를 정하고 계획을 세워야 할 정도로 환자에게 중요한 일이지요. 그러다 보니 남편분은 좋은 공진단을 찾기 위해 열과 성을 다하고 있었던 것입니다. 그동안 있었던 일을 쭉 들으면서 진단해본 결과, 성희 씨는 재활훈련을 위한 기력 회복, 체력 회복이 절실한 상황이었습니다.

"네, 도움이 되실 겁니다. 재활치료 중인 환자들에게 있어 가장 중요한 건 체력입니다. 그런데 사람의 근본적인 체력을 회복시켜 주는 데 공진단만큼 좋은 약은 없습니다."

제 대답에 확신을 얻으신 남편분은 며칠 뒤에 아내 성희 씨와 한의원을 찾아오셨고, 그렇게 원방공진단을 하루에 1환씩 섭취하는 생활을 시작했습니다. 그리고 두 달 뒤, 전과는 비교할 수 없을 정도로 밝아진 얼굴로 다시 한의원을 찾아온 성희 씨의 남편분은 아내에게 일어난 변화들을 전해주었습니다.

"원장님! 기적인 것만 같습니다. 그전엔 재활훈련만 하려고 하면 몸도 마음도 너무 힘들고 불편하다고 호소하던 아내가 기력이 돌아왔는지 훨씬 수월하게 훈련을 받는 게 눈에 보입니다. 그전에는 매일 얼굴에 그늘이 가득했는데 요즘엔 완전 다른 사람이 된 것처럼 밝아진 모습으로 하루하루를 보내고 있어요. 아내와 이런저런 대화를 나누게 된 것만으로도 너무 감사할 따름입니다."

그날 이후 성희 씨의 남편분께서는 두 달마다 한 번씩 한의원을 찾아와 꾸준히 공진단을 구매하셨습니다. 그리고 어언 1년이라는 시간이 지난 현재, 성희 씨는 그렇게나 힘들어하던 재활훈련을 무리 없이 소화할 뿐만 아니라 일상생활에서도 불편함을 느끼지 않게 되셨다고 합니다.

성희 씨처럼 큰 수술을 치른 환자분들은 대부분 '수술 후 재활치료'라는 단계를 지나가야 합니다. 재활치료란 안 그래도 몸의 컨디션이 바닥인 환자가 젖 먹던 힘까지 짜내며 치러야 하는 일인데요. 엄청난 의지로 시작해도 점점 떨어지는 체력과 심리적 부담감 때문에 포기하고 싶은 마음이 들기 마련입니다. 무엇보다 이 단계를 무사히 지나가기 위해 가장 중요한 것이 바로 환자의 체력입니다. 그러므로 체력과 기력 회복에 있어 탁월한 효과를 내는 공진단이 큰 도움이 되는 것이죠. 몸이 무너지면 마음도 무너집니다. 체력의 회복으로 일상생활과 심적 불안감이 해소된 성희 씨. 몸의 건강을 회복하는 것은 곧 우리의 심적 건강을 회복하는 일임을 잊어선 안 될 것입니다.

CASE 4
아이가 잠을 제대로 못 자요

● 코로나19로 인해 많은 것이 달라졌지만 자녀를 둔 가정에서 가장 크게 달라진 것이 있다면 그건 바로 아이들의 '교육'일 것입니다. '비대면 교육'이 강화되면서 평일 내내 학교에 나가던 아이들이 그 절반만 등교를 하는 등 아이들의 교육 형태에 대한 변화는, 우리 가정의 모습에도 많은 변화를 가져왔지요. 이렇게 아이들의 생활이 달라짐으로써, 부모들 역시 자녀들을 살필 시간이 더욱 늘어나게 되어 이전에는 미처 보지 못했던 크고 작은 문제점들에 더욱 촉각을 세우게 되었습니다. 지금 소개해드릴 이야기의 주인공, 민서 역시 마찬가지였습니다.

"선생님, 저희 아이에게 정말 큰일이 나는 건 아닐까 걱정이 돼요."

진료실로 들어온 민서 어머니의 첫 마디였습니다. 올해로 13세, 초등학교의 마지막 해를 보내는 민서는 평소에도 식욕이 없어 한 공기 식사를 겨우 하는 수준이었다고 합니다. 어릴 때부터 입이 짧아 밥을 잘 안 먹긴 했지만, 자라면서 나아지겠거니 생각했던 민서의 어머니. 그러나 초등학교에 들어와서도 민서는 늘 속이 더부룩하고 답답한 느낌이 든다며, 식사를 잘 못하고 있는 상황이었습니다.

"대소변을 못 본다거나 하는 이상은 없어요. 그래서 애가 늘 힘이 없어 보여도 식사량 자체가 적다 보니 당연한 일이라 생각했죠."

평소 먹는 양이 적으니 힘이 없어 보이는 것도 당연하다고 생각하셨다는 어머니. 하지만 코로나19로 인해 아이를 곁에서 보게 되는 시간이 늘어나면서, 민서 어머니는 새롭게 발견한 아이의 모습에 큰 걱정을 하게 되었습니다.

"아이가… 잠을 제대로 못 자요."

어머니는 어느 순간부터 민서가 낮에 꾸벅꾸벅 조는 것을 발견하기 시작했습니다. 처음에는 '오늘 컨디션이 별로인가 보네.' 하고 생각했지만 이러한 모습을 지속적으로 보게 되면서 결국 '밤잠을 못 자나?' 하는 생각이 들게 되었다고 합니다. 그리고 아이가 잠자리에 드는 모습을 살피면서, 이 생각이 맞았다는 사실을 알게 되었습니다. 민서는 다름 아닌 '입면 장애'를 겪고 있었던 것입니다.

입면 장애란 잠이 들기까지 시간이 오래 걸리거나 잠이 들려는 순간 깨버리는 것과 같은 수면장애를 말합니다. 조금 풀어 이야기하자면, 쉽게 잠이 들지 못한다는 것이죠. 민서가 늘 피곤해하는 가장 큰 이유가 바로 이것이었습니다. 잠이 들기까지 걸리는 시간만 최소 30~40분 정도인 데다 수면 시간 역시 길지 못하다 보니 낮에 졸려 했던 것입니다. 민서는 부족한 수면시간으로 인해 늘 피곤에 시달리는 탓에 불안감과 걱정 등의 심리적인 문제뿐만 아니라 목 가래와 입 마름, 목과 어깨의 통증, 두통 등 많은 증상을 앓고 있었다고 합니다. 그리고 어머니는 아이가 이런 증상으로 힘들어하고 있다는 사실을 최근에야 알게 되어, 방법을 찾던 끝에 우리 한의원을 찾아오게 된 것이죠.

"선생님, 저희 아이 좀 도와주세요."

민서 어머니가 무엇보다 걱정하는 부분은 이러다 아이가 정말 쓰러지는 게 아닐까 하는 것이었습니다. 먹는 것과 자는 것, 어느 것 하나 제대로 이루어지는 것이 없다 보니 아이의 체력과 기력이 너무나 걱정되었던 것입니다. 이후 직접 민서를 만나 진단한 저는 수석공진단과 함께 녹용보약을 같이 처방하기로 했습니다. 직접 아이의 상태를 보니 공진단만으로는 부족할 정도로 몸이 쇠해져 있었기 때문이었죠. 그렇게 민서는 공진단과 한약을 같이 복약하기 시작했습니다. 그리고 한 달의 시간이 지나갔습니다.

"선생님! 우리 민서가 잠드는 시간이 훨씬 빨라졌어요!"

한 달 후, 한의원을 다시 찾아온 민서의 어머니는 그동안 아이에게 일어난 변화에 대해 세세하게 이야기하기 시작했습니다. 처방을 받은 후, 민서는 식사 시간이 이전에 비해 절반(1시간→30분)으로 줄어들었을 뿐만 아니라 오후가 되면 배고파하는 등 식욕이 개선된 모습을 보였다고 합니다. 또한 입면 시간 역시 절반(30분→15분)으로 단축되었고, 더부룩함과 답답함 역시 나아졌으며, 매일같이 앓던 두통 역시 일주일에 두 번 정도로 확연히 줄어들었다고 합니다.

어머니를 통해 민서의 몸 상태가 확실히 호전되어가고 있음을 알게 된 저는 어머니와 상의하에 녹용보약을 2개월 더 처방하고, 수석 공진단 역시 추가로 처방했습니다. 그리고 2개월 뒤, 민서는 체중이 증가하였을 뿐만 아니라 잠드는 데도 큰 어려움이 없는 상태가 되었습니다. 그리고 그 이후부터 현재까지, 꾸준한 관리를 위해 한의원을 한 번씩 찾아오고 있습니다.

아이들은 세심히 관찰하지 않으면 평소 어떤 증상을 앓고 있는지, 알 수 없는 경우가 생각보다 많습니다. 제대로 이야기하지 못하거나 그냥 참는 경우가 생각보다 많기 때문이죠. 아이들이 겪는 이런 대부분 증상의 근본적 원인은 체력과 기력에 있다는 사실을 기억해야 합니다. 체력이나 기력이 쇠하여지는 데에는 여러 가지 문제가 있을 수 있습니다. 민서의 경우처럼 제대로 된 수면을 취하지 못하기 때문일 수도 있고, 제대로 된 식사를 하지 못하기 때문일 수도 있으며, 스트레스나 불안감 같은 정신적인 문제 때문일 수도 있습니다. 그리고 이러한 문제들은 생활습관만으로 개선하기에는 불가능에 가까운 것이 사실입니다. 이미 0%에 가까울 정도로 배터리가 닳아버린 휴대폰을 잠시 사용하지 않거나 꺼놓는다고 충전이 되지 않는 것과 비슷한 논리입니다. 방전된 에너지를 채워주기 위해 필요한 것은 충전기이듯, 우리의 몸 역시 에너지를 채워주기 위한 근본적인 무언가가 필요한 것입니다.

　한 번 무너진 체력과 기력은 잠시 쉬거나 먹는 것으로는 결코 해결되지 못합니다. 그러니 한 번 무너졌던 몸을 다시 회복했다면, 그 이후부터는 다시 그런 일이 없도록 평상시에 에너지 관리를 꾸준히 해주는 것이야말로 우리의 일상을 지키는 길임을 명심해야 하겠습니다.

CASE 5
아이가 두통이 너무 심합니다

● "아이가 잠을 잘 자는데도 늘 컨디션이 좋지 않고 두통에 시달려요."

현지의 어머니는 상담을 시작하자마자 아이의 증상에 대해 속사포처럼 쏟아내기 시작했습니다. 그리고 저는 차분하게 어머니의 말씀이 끝나기를 기다렸습니다.

"중학교 2학년이 되기 전까지만 해도 공부에 잘 집중하던 아이였는데 올해 들어 집중력이 많이 떨어졌어요. 공부하려고 자리에 앉으면 10분 간격으로 소변을 보러 화장실에 가요. 평상시에는 그렇게 자주 화장실에 가지 않는데 공부만 하려고 앉으면 그래요. 잠을 잘 못 자는 게 아닌데도 오후만 되면 졸려 하고요. 흠… 혹시 밥을 잘 먹지 않아서 그런 걸까요? 애가 먹는 데에 관심이 없어서 식사량이 많지 않거든요. 특히나 아침은 속이 울렁거린다며 늘 거르곤 해요. 어릴 적부터 소화가 잘되는 편은 아니었어요. 아 참, 역류성식도염도 있고요. 무엇보다 심한 건 두통이에요. 거의 매일, 그것도 한번 시작하면 최소 10분에서 길면 1시간이나 갈 때도 있어요. 선생님, 나아질 방법이 있을까요?"

어머니의 말을 모두 들은 뒤, 저는 아이와 함께 한의원에 와서 검사 및 진단을 받아보길 권했습니다. 그리고 얼마 후, 한의원을 찾아온 현지를 진단한 저는 아이의 상태에 대해 '허로(虛勞)'라는 진단을 내렸습니다.

허로란 몸이 쇠진했을 때 나타나는 증상으로, 우리가 보통 "몸이 허하다."라고 하는 말과 일맥상통합니다. 남성분들에게 찾아오는 갑작스런 정력 저하 역시 허로가 원인인 경우가 많을 정도로 이 병은 몸을 쇠하게 만듭니다. '허(虛)'란 부족하거나 쇠약함을 뜻하고 '노(勞)'란 수고스럽거나 지침을 뜻합니다. 즉 허로는 몸에 필요한 구성요소가 부족해져서 몸이 고통스러워하는 질병을 지칭하는 것이죠. 현지가 두통을 비롯한 다양한 증상들을 앓고 있었던 데에는 이처럼 몸이 지나치게 허하고 쇠진해진 것이 원인이었던 것입니다. 이에 저는 아이의 체력과 기력 회복에 빠른 효과를 보고자 수석공진단과 녹용보약 2회를 함께 처방하기로 했습니다.

처방의 결과는 빠른 호전으로 나타났습니다. 수석공진단을 꾸준히 복용한 현지는 공부 중 소변을 보러 가는 간격이 2시간에 한 번 정도로 줄었으며, 공부에 대한 집중력도 되찾고 낮에 졸려 하던 증상도 사라졌습니다. 두통 역시 녹용 한약을 동시에 복용한 것이 시너지가 일어나 완전히 사라졌고, 소화력 역시 좋아져 식욕이 늘어났습니다. 허하던 몸이 기력을 되찾아가고 있다는 것을 누가 봐도 알 수 있을 정도로 호전된 것입니다. 그렇게 현지의 어머니는 건강을 되찾은 딸아이를 지키고자 하는 마음으로 2~3개월마다 한의원에서 공진단을 처방받고 있습니다.

동의보감은 허로의 대표적인 원인을 오장육부의 피곤함과 신체 외부의 피곤함, 그리고 정력의 손상으로 봅니다. 그리고 이 세 가지 원인의 공통점은 바로 '피곤함'입니다. 즉 몸의 어느 부분에 필요한 요소가 부족하여 몸이 지치고 괴로워함으로써 생기는 것입니다. 앞서 이야기했다시피 허로는 단순히 특정 나이의 사람에게 나타나는 것이 아닙니다. 몸이 쉽게 지치는 일상을 보내는 사람이라면, 스트레스에 시달려 정신적으로 지치는 사람이라면 누구나 허로에 걸릴 수 있습니다. 때문에 이를 이겨내기 위해서는 체력관리와 기력관리가 필수적입니다. 피곤하더라도 체력이 문제가 없으면 쉽게 회복할 수 있듯, 심리적인 스트레스 역시 체력과 기력이 건강하면 이를 이겨낼 수 있습니다. 그러나 이미 한번 몸이 크게 쇠해 체력을 잃은 상태라면 단순히 휴식을 취하는 것만으로는 이 상황을 이겨내기란 불가능합니다. 체력이 국력이라는 말이 있듯, 현대인에게 있어 체력이란 정상적인 삶을 지키기 위한 필수 요소입니다. 이를 늘 명심하시어 행복한 삶을 영위하시길 진심으로 응원합니다.

CASE 6
시험 좀 잘 볼 수 있게 도와주세요

● "사회생활 그만두고 작년부터 세무사 시험을 준비 중입니다."

올해로 33세인 성훈 씨는 자리에 앉자마자 시험 얘기부터 꺼냈습니다. 사회생활을 그만둔 지 어언 2년. 1년 반 전부터 세무사가 되기 위해 시험을 치르고 있다는 그는 머릿속이 오직 시험을 잘 보아야 한다는 강박증으로 가득 차 있었습니다.

"1차를… 떨어졌습니다. 내년 5월에는 무조건 잘 봐야 하는데 몸 상태가 너무 안 좋아 도저히 공부에 집중할 수가 없어요."

공부로 인한 스트레스보다 공부를 하지 못하게 만드는 몸의 상태가 더 짜증스럽다는 성훈 씨. 저는 그런 성훈 씨에게 "현재 겪고 있는 좋지 않은 증상들을 하나씩 찬찬히 얘기해보세요."라 말했습니다. 그러자 그는 한숨을 푹 내쉬더니 자신이 앓고 있는 증상들을 하나하나 나열하기 시작했습니다.

"가스가 자주 차고요. 화장실로 큰일을 자주 보러 갑니다. 하루에 대변을 보러 5번 넘게 다니는 것 같아요. 방귀도 자주 나오고요. 복통이 특별히 있는 건 아닙니다. 음… 그리고 아침에 일어나면 한 2시간 동안 콧물이 나와요. 줄줄 흘러내릴 정도로 나오는데, 또 낮이나 저녁에는 반대로 코가 막히고 답답한 느낌이 들어 공부할 때 방해가 됩니다. 아, 얼마 전부터는 허리도 아프기 시작했습니다. 한 번 아프기 시작하면 그 통증이 이틀은 갑니다. 공부하느라 늘 같은 자세로 앉아있어 그런지 목이랑 어깨 통증도 심한 편입니다."

성훈 씨가 몸에 일어나는 증상들을 쭉 얘기하는 것을 듣던 저는 그의 얼굴을 살피다가 물었습니다.

"정신적인 스트레스가 심하신 것 같은데… 심리적인 문제는 없으세요?"

제 말을 들은 성훈 씨는 격하게 고개를 끄덕이며 다시 입을 열었습니다.

"아무래도 없을 수가 없죠. 아까 말씀드렸듯이 1차 시험에 떨어졌는데 그게 한 과목 과락으로 떨어졌던 거라… 그것 때문에 정말 스트레스가 심합니다. 당연히 다음 시험도 잘 치르지 못하면 어떡하나 싶어 불안하고 걱정돼요."

시험에서 떨어진 뒤 크게 낙심했지만 2주 정도만 쉬는 시간을 가진 뒤 곧장 다시 공부에 매진하기 시작했다는 성훈 씨. 성훈 씨와 상담 후 검사를 마친 저는 특히 성훈 씨가 크게 앓고 있는 것이 어혈(瘀血)증과 심허(心虛)불안이라는 판단을 내렸습니다.

어혈이란 몸에 혈액이 제대로 돌지 못하여 한 곳에 정체된 증세를 말합니다. 이 어혈은 혈액의 흐름이 막혀 혈액이 경맥과 같은 곳에 머물게 되는 경우와 경맥 밖으로 새어 나와 조직들의 틈 사이에 쌓이는 경우가 있는데요. 이렇게 혈액이 어느 기관 내에 쌓여 제거되지 못할 때 이를 '어혈'이라고 합니다. 혈액순환이 교란됨으로써 생기는 어혈은 그 증상이 매우 다양한데요. 어느 정도인가 하면 소화기, 순환기, 호흡기 등 한 기계에서 질환으로 나타날 정도입니다. 그리고 성훈 씨의 경우 소화기와 호흡기 등에서 그 증상이 크게 나타난 것이죠.

그리고 성훈 씨가 앓고 있는 또 하나의 병증, '심허'란 음양과 기혈의 부족으로 인해 각종 병증이 생기는 것을 말하는데요. 심허의 일반적인 증상으로는 가슴이 두근거리거나 아프고, 또 호흡이 짧아지거나 잘 놀라며, 마음이 즐겁지 못하고 얼굴이 밝지 못한 등의 증상이 있습니다. 무엇보다 이 심허에서 가장 크게 나타나는 증상은 맥이 허해지는 것인데요. 성훈 씨 역시 이 허해진 맥을 회복시켜주는 것이 급선무였습니다.

성훈 씨는 저와의 상담을 통해 수석공진단 프로그램을 처방받기로 했습니다. 수석공진단 프로그램이란 수석공진단 1개월과 녹용보약을 함께 처방하는 것으로, 수험생이나 시험을 준비 중인 성인들이 자주 받는 처방입니다. 성훈 씨 역시 계속되는 공부와 그 외적인 스트레스들로 인하여 체력과 기력이 바닥으로 떨어진 상태였기에, 공진단만으로는 단기간에 회복이 힘들 것 같아 녹용보약을 함께 권한 것이었죠. 그리고 1개월 후, 결과는 대성공이었습니다.

"이제 다시 다음 시험을 위해 온전히 집중할 수 있을 것 같습니다."

1개월의 수석공진단 프로그램을 마친 성훈 씨는 심허불안 증상이 나아졌을 뿐만 아니라 비염증상 역시 개선되어 콧물이 흐르던 증상은 물론, 코가 막히던 증상 역시 사라졌습니다. 불편하던 속 역시 나아져 화장실에 가는 횟수가 절반으로 준 덕에 온전히 공부에 집중할 수 있게 되었죠.

시험을 앞둔 많은 사람이 체력 저하와 스트레스로 고통받곤 합니다. 이는 당연한 일입니다. 책상에 앉아있는 시간이 길다 보니 자연히 체력이 떨어지게 되고, 시험이라는 것 자체가 잘 보아야 한다는 심적, 정신적 압박감을 주는 존재이다 보니 기력까지 크게 떨어지게 만드는 것이죠. 이 때문에 더욱 시험을 준비하는 이들에게는 철저한 체력과 기력, 그리고 심적 스트레스의 관리가 중요합니다. 아무리 공부를 많이 하더라도, 심지어 그렇게 공부를 하여 시험을 잘 보더라도 체력을 잃으면 아무 소용이 없습니다. 저 역시 지나친 공부로 크게 건강을 잃을 뻔했던 경험이 있습니다. 그리고 그 시간을 통해 깨달은 것은 건강보다 중요한 것은 세상에 없다는 사실이었습니다. 시험은 우리의 삶에서 물론 중요합니다. 하지만 그보다 더 중요한 것, 시험 다음을 위해서라도 더 중요한 것은 바로 우리의 건강입니다. 시험을 준비 중인 모든 분들, 이 사실을 명심하시고 임하시기를 바랍니다.

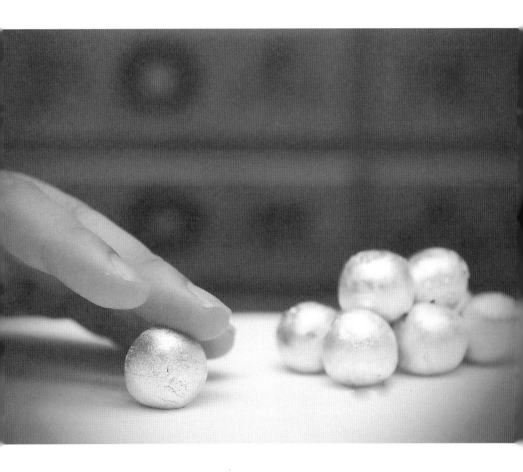

아이가 생리불순으로 너무 힘들어해요

● "선생님… 정말 효과가 있을까요?"

어머니의 심각한 목소리에 고개를 숙이고 있던 17세 주희양이 저를 쳐다보았습니다. 말을 꺼내지는 않았지만, 저로부터 긍정적인 답을 받을 수 있기를 바라는 마음이 물씬 느껴졌습니다. 주희양은 약 반년간 생리불순으로 고생하던 끝에 우리 한의원을 찾아오게 되었다고 했습니다. 몇 개월 전 나타난 하혈을 시작으로 생리불순이 찾아왔다는 주희양. 저는 울먹이는 어머님을 잠시 달래드린 뒤 차분한 목소리로 주희양에게 증상을 물었습니다.

"한 5개월 동안 제대로 된 생리를 못 하고 초콜릿색으로 묻어 나오기만 했어요…. 생리 양도 적고 생리가 시작되면 배가 너무 많이 아프고요. 평소에는 냉이 없는데 생리만 하면 냉이 많이 나와요…. 그리고 잠이 너무 많이 와요. 10시만 되면 너무 졸려요."

"다른 증상은요?"

저는 주희양이 계속해서 증상들을 이야기하도록 질문을 던졌습니다. 많은 환자분이 스스로 생각할 때 심각하다 느끼는 증상들을 위주로 이야기를 하곤 합니다. 하지만 의사의 관점에서는 환자가 심각하다고 생각하는 증상뿐만 아니라 그 외에 나타나는 사소한 증상 중에서 중요한 단서를 발견할 때가 있습니다. 그래서 저는 반드시 구체적으로 이야기하도록 합니다.

"가스가 좀… 많이 차는 것 같아요. 입맛도 별로 없고… 아, 수족 냉증도 심한 편이에요. 조금만 걸어도 다리가 저려서 아프거든요. 줄넘기를 하거나 심하게 뛰면 오줌을 지리는 것 같은 느낌이 들기도 해요."

"피곤할 때는 어떤 증상이 있나요?"

"피곤하면… 뭐라고 해야 하지…. 귀가 멍한 느낌이 들어요. 그 멍한 게 환풍기가 돌아가는 소리를 듣는 것 같은 느낌으로 나타났다 사라졌다 해요."

딸이 생리불순을 앓고 있다는 사실을 알게 되면, 부모는 우선 걱정부터 하게 됩니다. 여성에게 있어 생리란 생활에서의 불편함부터 건강 전반에 걸쳐 큰 영향을 미치기 때문이죠. 주희양의 경우 생리불순으로 인한 어려움뿐만 아니라 피곤할 때 나타나는 이명 증상을 초기에 잡기 위해서라도 빠른 처방이 필요했는데요. 이명은 초기에 잡지 못할 경우 영구히 치유되지 못할 수도 있기 때문입니다.

이명은 외부에서의 소리 자극이 없음에도 귓속이나 머릿속에서 들리는 이상 음감을 뜻하는데요. 이 이명은 "겪어본 사람만이 안다."

라고 말할 정도로 매우 심각하면서도 고통스러운 증상입니다. 문제는 이 이명 증상이 오래되었을 경우 치료법이 없다는 것입니다. 이는 이명이 나타나게 되는 원인들이 추정만 가능할 뿐, 정확하게 밝혀지지 못하고 있기 때문인데요. 분명한 것은 그 원인과는 별개로 몸의 기력과 체력이 다했을 때, 이명이 찾아올 확률이 매우 높다는 사실입니다. 실제로 제가 수많은 환자들을 만나본 결과, 이명으로 고통받는 사람들의 99%가 건강에 무리가 올 정도로 힘든 생활을 하는 사람들이었습니다. 보통 사람들이 약 100%의 에너지로 생활을 한다면, 이명을 앓게 된 사람들은 120%에 달하는 에너지를 끌어올리는 무리한 생활을 했다는 것이죠. 그로 인해 기력과 체력이 모두 위험한 수준으로 떨어지게 되어 이명이 들리게 되는 것입니다. 즉, 이명은 우리의 몸이 "너무 무리하고 있어. 당장 쉬어야 해!"라고 외치는 위험신호라고 보아야 합니다.

이명이 생겼다는 것은 곧 근본적인 체력에 문제가 생겼다는 이야기였기에, 저는 주희양에게 수석공진단과 녹용보약을 함께 처방하는 '수석공진단 프로그램' 3개월을 처방하기로 했습니다. 3개월이라는 기간을 처방한 이유는 주희양에게 고갈된 체력을 충분히 회복시키기 위함도 있었지만 생리불순 역시 최소 3개월 정도 처방을 받아야 하기 때문이었습니다. 그리고 역시나 처방의 효과는 빠르게 나타났습니다.

프로그램을 시작한 지 얼마 지나지 않아 입맛을 되찾은 주희양은 끼니를 잘 챙기는 것은 물론 야식을 찾기 시작할 정도로 식습관이 많이 개선되었다고 합니다. 그리고 3주, 2개월, 3개월이 지나면서 배에 가득 차던 가스는 사라지고 소화력이 완전히 돌아왔으며, 요실금 증상 역시 완전히 호전되었습니다. 생리불순은 프로그램을 시작하고 약 3주 뒤부터 신호가 오기 시작하여 2개월 만에 정상적으로 하기 시작했습니다. 물처럼 많이 나오던 냉 역시 줄어들었죠. 개인적으로 많이 걱정했던 이명의 경우, 프로그램을 시작한 뒤로 한 번도 다시 나타나지 않고 완전히 사라졌다고 합니다.

많은 현대인들이 몸을 무너뜨릴 정도의 무리한 생활로 삶을 채워 나가고 있습니다. 이는 비단 어른뿐만이 아닌 어린 학생들 역시 마찬가지입니다. 누군가는 어쩔 수 없는 일이라고 말할지도 모릅니다. 세상은 시시각각 변해가고, 그 변해가는 세상에서 살아남기 위해서는 늘 무리한 삶을 살아야만 한다고 말이죠. 그 말이 맞을지도 모릅니다. 하지만 그렇다면 그럴수록 더더욱 우리는 힘겹게 쟁취해낸 삶을 누리기 위해서라도 건강을 잘 지켜야 할 것입니다. 고생 끝에 낙이 오더라도 그 과정에서 건강을 잃게 되면 무슨 소용이 있을까요. 손에 쥐게 된 성공을 행복하게 영위하기 위해서라도, 성공을 위해 무리하는 만큼 몸을 돌보는 일 역시 삶의 최우선순위일 것입니다.

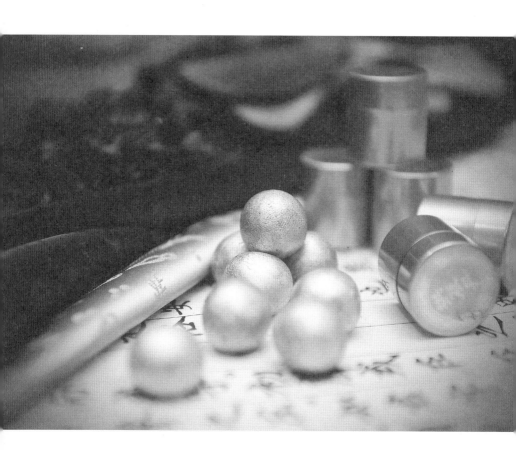

CASE 8

어머니가 파킨슨병 초기이십니다

● 100세 시대가 도래하면서 고령화 사회가 점점 큰 사회 이슈로 떠오르고 있습니다. 평균 수명이 늘어났다는 것은 분명 70세만 살아도 매우 장수하는 것이라 여겨지던 때에 비하면 축하할 일이지만 그에 따라 발생하는 사회적인 문제들에는 해결책이 필요한 것이 사실입니다. 특히 늘어나는 수명과는 무관하게 50세면 퇴직을 맞게 되는 직장인들과 고령의 어르신들이 앓게 되는 각종 질병들이 대표적인 문제인데요. 저를 찾아오셨던 원형 씨 역시 이러한 문제를 안고 있었습니다.

수많은 환자들을 보다 보면 첫눈에 어디가 안 좋아 오셨는지 짐작이 되는 경우가 종종 있습니다. 그러나 경남에서 우리 한의원을 찾아오신 원형 씨는 그렇지 않았습니다. 딱 보았을 때 그는 건강에 별문제가 없어 보였습니다. '건강관리를 위해 찾아오신 걸까?' 하고 생각하던 저는 자리에 앉은 원형 씨를 통해 찾아오신 이유를 알게 되자 고개를 끄덕였습니다.

"저희 어머님 때문에 먼 길을 나서 여기까지 오게 되었습니다."

그랬습니다. 원형 씨가 저 먼 경남에서 저를 찾아오게 된 이유는 바로 어머님 때문이었습니다. 답답한 마음에 인터넷을 뒤지던 중 공진단에 대해 알게 되어 단걸음에 찾아오게 되었다며, 어머님이 앓고 계신 증상에 대해 이야기하기 시작했습니다.

"어머님이… 파킨슨병 초기 증상이십니다. 아직 손 떨림이 많이 심하시진 않아요. 그리고 얼마 전에 허리 수술을 하셨는데 그 이후부터 마취제에 대한 예민증 때문인지 마취성분의 약을 드시면 간혹 가다 기억력이 떨어지신 것 같은 증상을 보이곤 합니다."

올해로 83세가 되신 원형 씨의 어머님은 파킨슨병 초기로 고생 중이셨습니다. 이제는 어느 정도 일반인들에게도 익숙한 이름이 되어버린 파킨슨병은 치매 다음으로 흔히 발생하는 퇴행성 뇌질환인데요. 이 파킨슨병은 뇌의 신경세포가 손상되면서 발생하는 병으로 50대 이상의 고령층에게 많이 나타납니다. 알츠하이머와 마찬가지로 파킨슨병 역시 확실한 원인에 대해서는 아직 밝혀지지 않았습니다. 그저 대표적인 원인으로 노화와 유전적 요인, 그리고 환경적 요인 등이 가설로 꼽히고 있을 뿐이죠. 파킨슨병의 대표적인 초기증상에는 원형 씨의 어머니가 겪으시는 것처럼 '손 떨림' 외에도 어딘가를 노려보는 듯한 시선과 눈 깜빡임이 부족한 현상, 한쪽 팔을 움직이지 않고 걷거나 등이 굽은 채로 걷는 증상, 한쪽 다리를 질질 끌며 걷거나 절뚝거리며 걷는 증상 등이 있습니다. 또 목이나 사지의 무감각함이나 쑤심, 불편함, 낮은 목소리 등도 파킨슨병의 초기증상으로 꼽힙니다.

"완치는 바라지도 않습니다. 그저 조금이라도 덜 힘들어하실 수 있게만 되면 좋겠습니다."

원형 씨의 말투에는 어머니를 걱정하는 아들의 마음이 뚝뚝 묻어 나왔습니다. 저는 "분명 나아지실 겁니다." 하고 답하며 고개를 끄덕였습니다. 아직 초기인 데다 이처럼 아드님이 어머님을 살피는 한 더 나빠지지 않을 수 있을 것이라는 확신이 들었기 때문이죠. 그렇게 원형 씨의 어머님께 원방공진단 40환을 처방하기로 했습니다.

파킨슨병이 호전되기 위해서는 두뇌를 비롯한 내부 장기가 제 역할을 충실히 이행할 수 있는 체내 환경을 조성해 주어야 합니다. 이를 위해서는 균형 잡힌 식습관과 생활패턴의 확립, 그리고 주기적인 운동이 필수적인데요. 원형 씨의 어머니는 허리 수술을 하신 탓에 이러한 습관들을 확립하기가 쉽지 않은 상황이었습니다. 따라서 저는 이러한 부분을 채워드리기 위해 원방공진단을 처방하기로 한 것이죠.

결과는 성공적이었습니다. 약 한 달간의 복용을 통해 원형 씨의 어머님께서는 손 떨림이 크게 호전되셨음은 물론, 마취성분의 약을 먹을 때면 나타나던 기억력 저하 현상 역시 말끔히 사라졌습니다. 이는 원방공진단이 기혈순환의 흐름을 촉진할 뿐만 아니라 우리 몸의 구성요소들을 활성화하는 효과가 있기 때문인데요. 쉽게 말해 어머님께서 생활습관과 운동을 통해 이루어냈어야 할 부족한 부분들을 원방공진단이 대체해줄 수 있었기에 가능한 일이었던 것입니다. 원형 씨는 한결 나아지신 어머님의 증상에 우리 한의원을 찾아와 감사를 전했고, 현재도 꾸준히 어머님을 위한 공진단을 처방받고 계십니다.

원형 씨의 어머님이 앓고 계신 파킨슨병의 가장 큰 문제는 초기 치료가 쉽지 않다는 것입니다. 이는 앞서 이야기한 파킨슨병의 초기증상들인 손 떨림, 안구 운동 장애, 근육 경직, 자세 불안정 등의 증상을 다른 질환으로 오인하기 쉽기 때문인데요. 당사자나 가족들 모두 파킨슨병의 초기증상을 노화로 인한 현상이나 특정 활동으로 인한 일시적인 현상으로 치부해버리곤 합니다. 하지만 파킨슨병은 적시에 치료가 이루어지지 못할 시 그 증세가 더 심해져 신경세포에 변성이 일어나 신체활동이 어려워질 뿐만 아니라 합병증까지 발생할 수 있는 매우 위험한 병입니다. 그러니 조금이라도 파킨슨병이 의심되는 증상을 발견한다면 누구든 즉시 상세한 진단을 받고 조기 치료에 들어가기를 바랍니다.

선생님, 제 귀 좀 어떻게 해주세요

● "선생님, 제 귀 좀 어떻게 해주세요. 제발 부탁 드립니다."

60대 중반의 선자 씨가 뚝뚝 눈물을 흘리며 말했습니다. 선자 씨를 모시고 온 따님인 정희 씨 역시 어머님의 눈물을 닦아 드리며 붉어진 눈시울로 저를 쳐다보았습니다.

"엄마가 벌써 반년째 이명 증상을 겪고 계세요. 신경과에서 약을 받아 복용 중이긴 한데 도통 나아지질 않아요. 이명 때문에 우울증까지 생기셨는데… 이석증까지 자주 생겨서 너무 힘들어하세요."

"그 외에 또 다른 증상은 없으신가요?"

"몸 상태가 늘 예민해서 그런지 몰라도 과민성대장염 증상도 있으세요. 조금만 음식을 많이 드시면 곧장 화장실로 가세요."

"이석증을 앓으신 지는 얼마나 되셨나요?"

"…7년이요."

정희 씨의 이야기에 저는 사태의 심각성을 크게 느낄 수 있었습니다. 앞선 케이스에서도 한번 이야기했듯, 이명은 외부에서 소리 자극이 없는데도 귓속이나 머릿속에서 들리는 이상 음감을 뜻합니다. 이명은 정말이지 아는 사람만 그 고통을 말할 수 있다고 할 정도로 고통스러운 증상인데요. 선자 씨의 경우 이 이명뿐만 아니라 이석증까지 7년 동안 앓고 계셨다니 그 고통을 감히 짐작조차 할 수 없었습니다.

이석증에서 말하는 '이석'이란 우리의 귓속에서 평형기능을 담당하는 '이석기관'에 있는 돌들을 말합니다. 이석기관에 존재하는 이 수만 개의 돌들은 우리가 몸의 균형을 잘 잡을 수 있도록 해주는 역할을 하는데요. 일반적인 경우에는 이 이석들이 잘 고정되어 있어 문제를 일으키지 않습니다. 그러나 노화나 외부의 충격으로 인해 이석들이 자리를 이탈하게 되면 문제가 발생하게 됩니다. 제자리를 이탈한 이석들이 림프액으로 채워져 있는 반고리관 쪽으로 굴러 들어가게 되면 이석의 움직임과 함께 반고리관의 림프액이 출렁이게 되는데요. 이러면 반고리관이 제 역할을 할 수 없게 되어 평형감각을 유지하지 못하고 심한 어지럼증을 겪게 됩니다. 이것이 바로 이석증이 생기는 과정인 것이죠.

"귀를 고칠 수 있다면 좋겠지만, 알아보니 이명은 마땅한 치료법이 없다고 하더라고요. 이석증이야 치료는 쉬워도 계속 재발하는 거라니 어쩔 수 없고… 엄마가 늘 이명과 이석증에 시달리시다 보니 너무 기운이 없으셔서… 그것만이라도 좀 어떻게 해드리고 싶어 찾아오게 되었어요."

　정희 씨의 말처럼 이석증 치료는 생각보다 어렵지 않습니다. 반고리관에 들어간 이석을 본래의 자리인 이석기관으로 돌려보내주기만 하면 되기 때문이죠. 이석증이 생길 경우, 이비인후과를 찾아가 반고리관의 모양과 위치에 따라 머리를 움직이는 것으로 이석을 빼주는 '이석정복술'을 받으면 됩니다. 하지만 이 이석정복술의 문제는 시술을 받아도 재발이 쉽게 일어난다는 것입니다. 그래서 한의학에서는 부족한 원기를 채워주는 것으로 이석증을 치료하곤 하는데요. 이는 이석이 제자리를 이탈하는 원인에 이석기관의 결합력이 큰 영향을 미치기 때문입니다. 몸이 허약해지거나 원기가 떨어지면 이석기관의 결합력이 약해지는데요. 이로 인해 이석증이 생기는 것이죠. 선자 씨의 경우, 이명과 잦은 이석의 가장 큰 원인이 노화와 스트레스로 인한 기력 및 체력 저하에 있어 보였습니다. 그래서 저는 급히 원방공진단을 처방하여 심하게 떨어진 선자 씨의 기력과 체력을 채워주기로 했습니다.

"선생님, 너무 감사합니다. 엄마가 한결 살 것 같다고… 너무 감사하다고 전해달라 하셨어요."

　한 달 후, 한의원을 다시 찾아온 선자 씨의 따님으로부터 저는 기쁜 결과를 전해들을 수 있었습니다. 정희 씨의 말에 따르면 선자 씨의 체력은 공진단 복약을 통해 한 달 전과는 비교가 안 될 만큼 놀랍게 좋아졌다고 합니다. 그리고 이처럼 체력이 좋아지자 이석증의 재발이 사라진 것은 물론이고 늘 지쳐있던 탓에 무기력하게만 보내던 일상 역시 활력을 되찾아 정상적인 생활이 가능해지셨다고 전해주었습니다.

"이명 증상이야 완전히 사라지지 않았지만 그래도 그 수준이 확실히 덜해지셨대요. 이제는 우울하다는 얘기를 하지 않으세요. 다 원장님 덕분이에요. 정말 감사합니다."

이처럼 이석증은 한번 발생하게 되면 지속적으로 재발되어 앓는 사람을 고통스럽게 만드는 병입니다. 일반적으로 이석증은 50대 이상의 연령층에서 빈번하게 나타나는 증상이지만 최근에는 그 연령층이 점점 확대되고 있어 문제가 되고 있는데요. 이는 이석증의 원인으로 꼽히는 스트레스나 불규칙한 식습관, 필수 영양소의 결핍, 그리고 바르지 못한 자세 등 현대인들이 너무나 쉽게 처하게 되는 좋지 않은 환경들과 맞아떨어지기 때문이 아닐까 싶습니다. 대부분의 원인이 외부로부터 시작되는 만큼, 이석증을 예방하고 더 효과적인 치료를 위해서는 체력을 잘 관리하고 보완하여 준비하는 것이 좋겠습니다.

CASE 10
사업 걱정에 제대로 잠을 잘 수가 없습니다

● "선생님… 남편이 잠 좀 잘 수 있게 도와주세요."

50대 중반으로 보이는 미희 씨의 목소리에는 남편에 대한 걱정이 가득 담겨있었습니다. 충혈된 눈과 눈 밑의 다크서클, 그리고 지친 표정까지… 미희 씨의 남편 광수 씨는 누가 보아도 제대로 된 수면을 취하지 못하고 있음을 알 수 있었습니다.

"혹시 잠을 잘 주무시지 못하는 이유라도 있으신가요?"

수면장애는 특정 병세로 인하여 나타날 때도 있지만 정신적인 스트레스로 인해 발생하는 경우가 대부분입니다. 그래서 저는 당사자인 광수 씨에게 스트레스의 원인이 될 만한 것이 있는지 물어보았던 것이죠. 제 질문에 잠시 머뭇거리던 광수 씨는 한숨을 푹 내쉬고는 답을 주셨습니다.

"실은… 사업 생각만 하면 제대로 잠을 잘 수가 없습니다."

"사업이 잘 안 되시나요?"

"아니요, 딱히 그런 건 아닌데…."

광수 씨가 살짝 뒷말을 흐리자 아내인 미희 씨가 대신 말을 이었습니다.

"이 사람이 생긴 거랑은 다르게 굉장히 예민해요. 그래서 작은 걱정만 있어도 깊게 잠을 못 자요."

그랬습니다. 광수 씨는 170cm 정도의 키에 80kg은 되어 보이는 다부진 체격을 가진 분이었지만 그런 외적인 모습과는 다르게 성격은 매우 예민한 편이었습니다. 게다가 젊었을 때 허리 수술을 받은 적이 있어 그 통증으로 인해 잠에서 깨는 경우도 적지 않다고 했습니다. 알고 보니 광수 씨는 육체노동 일에 종사하고 계셨습니다.

"허리 수술은 얼마나 받으셨나요?"

"2번 받았습니다."

"따로 두통이나 복통, 소화불량 같은 증상은 없으신가요?"

"네, 그런 증상은 따로 없습니다."

상담 결과 광수 씨의 불면증은 타고난 예민한 성격과 더불어 허리 수술로 인한 후유증이 가장 큰 문제였습니다. 육체노동 일에 종사하시다 보니 수술 후에도 허리를 쓰는 일을 쉴 수 없어 후유증이 제대로 관리되지 못한 채 쭉 남게 되었던 것이죠.

"현재로서는 스트레스와 불면으로 떨어진 체력과 기력을 다시 정상으로 돌리는 게 급선무일 것 같습니다."

저는 광수 씨에게 원방공진단을 한 달 치 처방하기로 하고 상담을 마쳤습니다. 아마 누군가는 스트레스와 불면이 체력이나 기력과는 무슨 상관이냐고 말할지도 모릅니다. 그러나 우리 몸을 조금만 살펴본다면 이 사이에는 굉장히 신비로운 관계가 있다는 것을 알 수 있습니다.

극심한 스트레스나 불면과 같은 증상은 우리의 체력과 기력을 심각한 상태로 떨어뜨리곤 합니다. 놀라운 것은 반대로 체력과 기력을 정상 상태로 되돌려주면 스트레스나 불면과 같은 증상이 사라지기도 한다는 것입니다. 그만큼 우리의 정신적, 심적인 부분과 체력 및 기력은 떼려야 뗄 수 없는 관계라는 것이죠.

한 달 후, 광수 씨는 다시 우리 한의원을 찾아오셨습니다.

"원장님 감사합니다. 덕분에 요즘 머리가 참 맑습니다. 복약하고 5일 만에 효과가 나타나기 시작하더라고요. 정말 깜짝 놀랐습니다."

광수 씨는 원방공진단을 추가로 구매하기 위해 왔다며, 지난 한 달 동안 일어난 변화에 대해 이야기해주었습니다. 광수 씨는 공진단을 통해 체력과 기력이 회복되면서 한결 깊이 잠을 잘 수 있게 되었다고 했습니다. 또한 밤마다 아프던 허리 역시 그 통증이 확연히 줄어들었다고 합니다.

우리 몸은 참 신비롭습니다. 어떤 문제로 인하여 좋지 못한 상태가 된 부분이 있다면 그 부분을 정상으로 돌려주는 것으로 문제가 해결되곤 합니다. '인체의 신비'라는 말이 허언이 아님을 증명하듯이 말이죠. 그래서 우리는 늘 체력에 시간과 노력을 투자해야 합니다. 체력이 건강한 사람은 높은 수준의 스트레스를 받아도 체력이 떨어진 사람에 비하면 한결 편하게 상황을 이겨냅니다. 그만큼 우리의 정신과 마음은 체력에 영향을 받는다는 것입니다. 체력이 정신과 마음에 영향을 받듯이 말이죠. '체력이 국력'이라는 말 역시 괜히 나오지는 않았을 겁니다. 건강한 체력이야말로 정신적으로, 육체적으로 건강한 삶을 유지하기 위한 필수조건이라는 사실을 잊지 마시기 바랍니다.

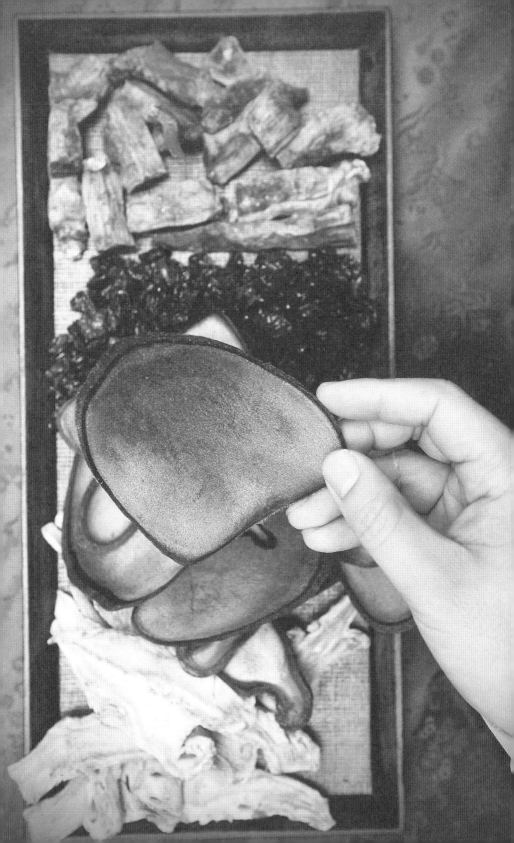

CASE 11
엄마가 늘 무기력하세요

● 한의원을 찾아오는 많은 분들이 당사자가 아닌 가족을 위해 걸음을 하시고는 합니다. 특히나 고령의 부모님을 두신 분들의 경우, 환자가 쉽게 거동하기 어려운 탓에 홀로 상담을 받으러 오곤 하는데요. 그럴 때면 저는 그만큼 더 상세하게 환자의 증상에 대해 물어보며 신중한 진단을 내리기 위해 노력하게 됩니다. 그러다 보니 환자의 가족분께서는 간혹 '왜 이런 것까지 물어보지?' 하는 표정을 지으실 때가 있곤 한데요. 지금 이야기하고자 하는 지원 씨 사례 역시 마찬가지였습니다.

"엄마가 좀 많이 안 좋으세요. 혈압이랑 당뇨가 있으신데… 음식도 거의 안 드시고 잠도 잘 못 주무셔서 걱정이 이만저만이 아니에요. 먹지도 못하고 자지도 못하시니 당연히 늘 무기력하시고요…. 당뇨약이랑 혈압약을 드시고 있는데 혹시 이것 때문인가 싶기도 하고… 그렇다고 또 약을 안 드시게 할 수도 없으니…."

40대 중반쯤으로 보이는 지원 씨는 어머니를 위해 우리 한의원을 찾아왔다고 했습니다. 지원 씨의 어머님은 여든을 눈앞에 두고 계신 나이에 혈압과 당뇨로 고생 중이셨죠. 혈압과 당뇨만 해도 보통 걱정되는 일이 아닐 텐데 설상가상으로 식사와 수면 역시 제대로 이루어지지 않고 있다 보니 걱정이 태산인 듯했습니다.

"선생님, 저희 엄마 좀 덜 힘들게 도와주세요."

지원 씨는 고개를 푹 숙이며 말했습니다. 저는 아직 더 물어보아야 할 것이 있었기에 그런 지원 씨에게 차분히 질문을 던졌습니다.

"어머님께서 음식을 드시면 소화는 잘 시키시나요?"

"…네?"

지원 씨는 그게 대체 무슨 소리냐는 듯 저를 쳐다보았습니다. 마치 '방금 식욕이 없어서 음식을 거의 안 드신다고 했는데 무슨 소리냐.'라고 묻는 듯한 표정이었죠. 하지만 저는 다시 한번 차분하게 같은 질문을 드렸습니다.

"음식을 드셨을 때 소화 상태는 어떠하신가요? 무리 없이 잘 시키시나요?"

제가 잘못 말한 것이 아님을 확인한 지원 씨는 잠시 곰곰이 생각해보는 듯했습니다.

"거의 안 드시긴 하지만… 드시고 나서 따로 무슨 이상이 있으셨던 것 같진 않아요."

"그럼 복통 같은 증상은 없으셨다는 말씀이시죠?"

"아, 네."

"대소변은 잘 보시나요?"

"대소변… 이요? 네. 그것도 딱히 문제는 없으신 것 같은데…."

"기억력이나 인지력에도 별 이상 없으시고요?"

"…네. 그런데요, 원장님. 이런 건 왜 물어보시는 건가요?"

도저히 영문을 모르겠다는 표정으로 묻는 지원 씨에게 저는 웃으며 답했습니다.

"제가 어머님에 대해 최대한 많이 알아야 좀 더 정확한 진단을 내릴 수 있어서요."

지원 씨 어머님의 경우, 혈압과 당뇨 등의 질환에 시달리신 탓에 육체적으로나 정신적으로 모두 지칠 대로 지친 상황이었습니다. 이로 인해 식욕과 수면욕이 저하되어 체력과 기력이 다 떨어져 자연스레 무기력으로 이어지게 된 상태였죠. 저는 지원 씨의 어머님께 원방공진단을 처방하기로 했습니다. 그리고 이러한 처방을 내리게 된 결정적인 이유는 바로 추가적으로 건넸던 질문에 있었는데요. 지원 씨의 어머님은 현재 체력과 기력이 극심하게 떨어졌을 뿐, 소화기나 기억력 등에 이상이 없음을 알 수 있었기 때문입니다. 따라서 일단 심하게 떨어진 근본적인 체력과 기력을 회복시켜 드린다면 자연스럽게 무기력 역시 해소되어 식욕과 수면욕이 모두 정상으로 돌아올 것이라 진단한 것이죠. 그렇게 약 2달 후, 지원 씨가 다시 찾아와 어머님의 상태를 전해주었습니다.

"원장님, 정말 거짓말 같아요. 어떻게 이럴 수가 있죠?"

지원 씨는 어머님이 다른 사람이 되신 것 같다며 제게 감사를 전했습니다. 식사는커녕 아주 조금의 움직임조차 기피하던 어머니께서 먼저 맛있는 걸 먹으러 나가자 말씀하는 일이 비일비재하셨다는 것이죠. 뿐만 아니라 수면의 질 역시 놀랍게 좋아져 하루 종일 축 늘어져 계시던 모습을 더는 찾을 수 없게 되었다고 했습니다. 지원 씨는 그렇게 어머님이 좋아진 모습을 보고 아버님 역시 공진단을 원한다고 하셨다며 두 분을 위한 공진단을 처방받아가셨습니다. 물론 지금도 약 3개월마다 꾸준히 우리 한의원을 방문하고 계십니다.

좋은 약이라고 해서 무턱대고 많이 쓴다고 우리 몸이 좋아지는 건 아닙니다. 몸의 전체적인 상태를 세세히 살펴보지 않은 채 먹는 약은 때로는 독으로 작용할 수도 있습니다. 우리 몸은 소화기관부터 두뇌, 그리고 정신적인 부분까지 모두 유기적으로 연결되어 있습니다. 그래서 어느 부분에서 문제가 발생해 다른 부분까지 영향을 주고 있는지 제대로 파악하려면, 증상에 대한 세심한 관찰과 진단이 필요합니다. 평소 우리 몸에 귀를 잘 기울여보면, 우리 몸은 이미 사인을 보내오고 있습니다. 그 사인은 더 큰 병으로 가는 길을 막는 소중한 신호입니다. 저는 의료인으로서 그런 신호들에 더욱 귀를 기울이면서, 한 분이라도 더 질 높은 삶을 영위하는 데 도움을 주고자 노력합니다. 공진단은 만병통치약은 아니지만, 제대로 진단해서 쓰기만 한다면 우리 몸을 예방 및 치료하고 삶의 질을 높이는 데 큰 도움이 된다는 걸 믿기에. 저는 오늘도 환자 한 분 한 분에게 어디가 아픈지, 어디가 괜찮은지, 질문하고, 또 질문합니다.

CASE 12
화병 때문에 공황장애가 왔습니다

● 몇몇 연예인들을 통해 크게 알려지기 시작한 공황장애는 예상치 못한 상황에서 갑작스럽게 나타나는 극단적인 불안 증상을 말합니다. 특히 이 공황장애가 최근 들어 점점 더 많은 사람들에게 나타나 문제가 되고 있는데요. 우리 한의원을 찾아왔던 민정 씨 역시 그런 케이스였습니다.

"원장님, 제가 화병이랑 우울증이 있어서… 그것 때문에 공황장애 증상이 나타나곤 합니다."

40대 후반의 민정 씨는 몹시 지친 기색으로 증상을 이야기했습니다. 상담을 해보니 민정씨는 우울증과 화병으로 인해 공황장애뿐만 아니라 불면증, 그리고 상열감(상체에 열이 나거나 열이 있는 것처럼 느끼는 증상)까지 앓고 있었습니다.

많은 분들이 '화병'이라고 하면 '화를 내서 생기는 병'이라고 생각하시는데요. 사실은 이와 정반대의 의미를 가진 병입니다. 화병은 화를 내서 생기는 것이 아니라 '화를 지속적으로 참거나 억누르게 되었을 때 생기는 병'이기 때문이죠. 그래서 화병은 우울증을 동반하는 경우가 많으며, 그 스트레스로 인해 불면증 역시 따라오곤 합니다. 그러다 보니 화병과 우울증을 헷갈려 하는 분들도 많으신데요. 이 둘은 나타나는 대표적인 증상을 통해 구별이 가능합니다.

먼저 화병의 경우, 일상생활이 충분히 가능합니다. 이는 우울증에 걸린 사람이 제대로 된 일상을 보내지 못하는 것과 대비되는 특징입니다. 화병은 일상생활은 가능하지만 감정의 기복이 매우 심한데다 하소연을 반복하는 것이 가장 대표적인 특징이라고 볼 수 있습니다. 그래서 사람들이 심각하다고 생각하지 못하게 되는 경우가 많은 것입니다. 우울증의 경우, 앞서 이야기한 것처럼 일상생활이 불가능합니다. 마치 스위치가 꺼지는 것처럼 완전히 활력을 잃어버린 상태라고 볼 수 있는데요. 이런 상태에서 화병처럼 하소연을 반복하거나 아니면 아예 말을 하지 않게 되는 현상이 나타나게 됩니다. 이것이 우울증의 특징인 것이죠.

"스트레스를 받는 일이 있으신가요?"

"아니요, 딱히 그런 건 없는데… 이런 증상이 나타나네요."

상담을 통해 한 가지 풀리지 않는 의문점은 바로 화병과 우울증의 원인이었습니다. 이야기를 들어본 결과 민정 씨에게는 딱히 스트레스를 받을 만한 일이 없었던 것입니다. 순간, 제 머릿속에서 무언가가 반짝 떠올랐습니다.

"혹시 갱년기를 겪고 계신가요?"

"아, 네. 맞아요."

저는 민정 씨 모르게 무릎을 탁- 쳤습니다. 별다른 일이 없는 민정 씨가 화병과 우울증을 겪게 된 이유는 바로 그녀가 '갱년기'를 겪고 있기 때문임을 알게 된 것입니다. 앞 장에서 저는 갱년기에 대해 자세히 이야기한 바 있습니다. 갱년기를 맞게 된 여성의 경우 급격한 호르몬 변화로 인해 불안감과 우울증 등을 겪게 됩니다. 또한 안면홍조와 같은 열 오름 현상도 나타나게 되는데요. 민정 씨에게 나타나는 상열감 역시 갱년기로 인해 나타난 증상일 확률이 높았습니다. 증상의 원인을 파악한 저는 곧바로 민정 씨에게 원방공진단을 처방하기로 했습니다.

"원방공진단을 처방해드릴게요. 분명 효과를 보실 겁니다."

"저… 원장님, 금액이 좀 부담스러워서 그러는데 싸게 살 수 있는 방법이 없을까요?"

"아, 그러시면 사향공진단을 처방해드리겠습니다. 원방공진단보다 효과는 아주 조금 덜 하겠지만 그 정도로도 분명 효과가 있을 겁니다."

민정 씨처럼 원방공진단을 처방받더라도 가격에 부담스러움을 느껴 처방을 꺼리는 분들이 종종 있습니다. 그래서 우리 한의원에서는 '사향공진단'을 준비해두고 원방공진단의 가격을 부담스러워하는 분들께 대신 처방해드리고는 합니다. 원방공진단 파트에서 이야기했듯 사향공진단은 원방공진단과 재료는 동일하지만 사향의 함량을 30mg(원방공진단은 100mg)으로 낮춘 공진단인데요. 원방공진단에 비하면 효과는 조금 떨어질 수 있지만 효능은 그대로 볼 수 있는 공진단이어서 상황에 맞춰 쓰기도 합니다. 그렇게 민정 씨는 사향공진단을 2개월 치 처방받으신 뒤에 집으로 돌아가셨습니다.

두 달 후, 다시 우리 한의원을 찾아온 민정 씨는 사향공진단을 추가로 구매하러 왔다며, 한결 호전된 몸 상태에 대하여 이야기해주셨습니다.

"원장님 말씀처럼 정말 갱년기가 원인이 맞았나 봐요. 공진단을 먹고 얼마 지나지 않아 화병이 누그러지는 게 느껴지더니 우울증도 완전히 사라졌습니다. 얼굴이랑 상체에서 열이 나는 것 같던 느낌도 사라졌고요. 참, 잠도 잘 잡니다. 정말 감사해요."

민정 씨처럼 많은 50대 전후의 여성분들이 갑작스러운 우울증이나 화병, 불면증과 같은 증상으로 정상적인 일상을 보내지 못하게 되고는 합니다. 그리고 이런 경우, 갱년기가 원인인 경우가 많습니다. 문제는 갱년기란 막을 수도, 미리 예방할 수도 없는 시기라는 것입니다. 여성의 몸이 노년기로 진입하며 나타나게 되는 자연스러운 변화이기 때문이죠. 따라서 이 시기를 억지로 막겠다는 생각을 하기보다는 자연스럽게 몸의 변화를 받아들이고 무탈하게 넘기기 위한 방법을 찾는 것이 갱년기에 대한 현명한 대처라는 사실을 잊지 마시기 바랍니다.

CASE 13
아이가 살이 너무 쪄서
성적이 떨어진 것 같아요

● 어머님과 함께 상담실로 들어온 열일곱 살 재윤이는 저를 보자 꾸벅 인사하고는 마련되어 있는 의자 위로 털썩 앉았습니다.

"원장님, 아이가 살이 너무 많이 쪄서… 성적이 떨어진 것 같아요."

어머님의 말에 재윤이는 살짝 얼굴을 붉혔습니다. 한눈에 보아도 90kg 정도는 나가 보일 정도로 재윤이는 살집이 있는 편이었습니다. 170cm 정도로 키가 작은 편은 아니었지만, 고도비만인 것은 확실한 상황이었죠.

"원래도 통통한 편이었지만 코로나가 시작되면서 급격하게 더 쪘어요. 그러면서 성적도 떨어진 것 같고요."

코로나 사태가 발생하면서 많은 사람들이 살이 쪘다고 합니다. 그래서 '확진자'가 아니라 '확찐자'라는 말이 유행하기도 했지요. 그리고 재윤이 역시 그렇게 갑작스럽게 살이 찐 경우인 듯했습니다.

재윤이는 서울 과학고등학교에 재학 중이었던 터라 부모님의 입장에서는 재윤이의 공부에 촉각을 곤두세우고 있었습니다. 성적이 떨어지면서 원인을 찾다 보니, 살이 찐 게 영향을 미쳤다고 확신하게 된 것이죠. 물론, 체중이 늘면서 몸에 독소가 쌓이면 피로도 늘고 집중력도 떨어지기 마련입니다. 그렇다고 무조건 체중 증가가 성적 하락에 영향을 미친다고 볼 수는 없습니다. 저는 제대로 상황을 파악하기 위해 재윤이를 가까이 앉게 한 뒤 질문을 시작했습니다.

"재윤아, 요즘 공부할 때 집중은 잘 되니?"

"잘 됐다가 안 됐다가 하는데… 그건 살이 찌기 전에도 그랬어요."

"소화는 잘되니?"

"네. 아, 요즘 속에 가스가 잘 차고, 방귀가 좀 많이 나오는 것 같기는 해요."

"그러니? 체력은 어때? 전보다 떨어졌다거나 그러진 않니?"

"음… 조금 떨어진 것 같아요."

이야기를 나눠 보니 재윤이는 공부에 대한 의욕은 있었지만, 집중력에는 기복이 있는 듯했습니다. 또 저와 상담을 나누는 태도로 보아 긴장을 하는 성격도 아닌 것 같았습니다.

"재윤이가 잠은 잘 자나요?"

"네, 잠은 잘 자는 것 같은데… 얘가 잠귀가 밝아서 자다가 한 번씩 깨고는 해요. 보기완 다르게 성격은 또 예민한 구석이 있거든요. 그래서 아침에 잘 못 일어날 때가 있어요."

재윤이의 경우, 본래도 통통하던 체형이 고도비만이 되면서 체력이 떨어지고, 그러면서 본래도 좋지 못하던 집중력이 더 크게 떨어지게 된 것 같았습니다. 집중력이 크게 저하되다 보니 공부에 대한 의욕만큼 몸이 따라주질 못하고, 성적은 이전보다 떨어지게 된 것이죠.

"원장님, 총명탕을 먹으면 도움이 좀 되지 않을까요?"

앞에서 언급했듯 총명탕은 동의보감에 기재되어있는 기억력을 증진시켜주는 명약입니다. 하지만 저는 총명탕으로 재윤이의 기억력을 증진시켜주는 것보다는 떨어져 있는 체력을 정상으로 돌려주는 것이 장기적인 해결책이 되리라는 생각에, 수험생들을 위한 수석공진단을 처방하기로 했습니다. 그리고 한 달 뒤, 재윤이의 어머님으로부터 전화 한 통이 걸려왔습니다.

"원장님, 재윤이가 전교 2등을 했어요! 좋은 처방 내려주셔서 너무 감사합니다. 다시 찾아뵙기 전에 미리 감사 말씀드리려고 연락드렸어요. 과학고에 입학한 뒤 한 번도 전교권에 들어본 적이 없었거든요. 정말 감사합니다."

수석공진단을 처방받고 한 달 뒤 치르게 된 시험에서 재윤이는 전교 2등을 차지했다고 합니다. 그리고 오른 성적이 증명하듯, 아침에도 잘 일어날 뿐만 아니라 놀라울 정도로 집중력이 좋아졌다는 이야기도 덧붙이셨습니다. 이후, 재윤이의 어머님은 전화로 얘기했던 대로 다시 우리 한의원을 찾아오셨고, 재윤이를 위해 원방공진단 2개월 치를 더 처방받아 가셨습니다.

재윤이의 어머님처럼 아이의 공부에 많은 신경을 쓰는 부모님들은 아이의 성적이 떨어지면 겉으로 보이는 아이의 모든 이상증상들이 그 원인이 아닐까 생각하고는 합니다. 물론 그 짐작이 맞을 수도 있습니다. 하지만 성적의 저하는 곧 아이의 집중력 저하가 가장 큰 원인이라는 사실을 잊어서는 안 됩니다. 아이의 집중력이 저하된 이유가 무엇인지, 그리고 어떻게 떨어진 집중력을 다시 되찾아주어야 할 것인지에 초점이 맞춰져야 한다는 뜻이죠. 그리고 불행 중 다행으로, 대부분의 집중력 저하는 체력을 정상으로 만들어주면 회복이 가능합니다. 아이의 성적이 떨어졌을 때, 단순히 외적으로 보이는 증상에만 집중할 것이 아니라, 그 속에 숨어있는 체력 저하를 늘 염두에 두시길 바랍니다. 집중력의 핵심은, 바로 체력이니까요.

CASE 14

가위에 너무 자주 눌립니다

●"원장님, 제가 너무 자주 가위에 눌려요. 원래
도 성격이 좀 완벽주의라 예민하긴 하지만 이 정도로 매일같이 가
위에 눌리고 그러진 않았거든요."

삼십 대 중반의 직장인인 혜린 씨는 마치 보이지 않는 유령에게
쫓기고 있기라도 한 듯한 얼굴로 말했습니다. 굳이 말하지 않아도
가위눌림에 시달리느라 안락한 밤을 누리지 못하고 있음을 짐작할
수 있을 만큼 심각했죠.

의학적으로 수면마비(睡眠麻痺)를 뜻하는 가위눌림은 다양한 이
유로 우리를 찾아오곤 하는데요. 겪어본 사람이라면 잘 알다시피
수면 중임에도 의식이 뚜렷한 상태에서 몸을 움직일 수 없는 경우
를 말합니다. 가위눌림이 찾아오게 되는 원인에는 여러 가지가 있
으므로 저는 찬찬히 혜린 씨에게 질문을 건네기 시작했습니다.

"혹시 최근 들어 업무량이 늘어나거나 하진 않으셨나요?"

"맞아요… 한 반년 전부터 맡게 된 일이 너무 많아져서… 과로에

시달리고 있어요."

"생활은요? 잠자리에는 제시간에 들고 식사는 제 때에 하시나요?"

"아뇨, 그냥 그날의 업무량에 따라서…."

"질 좋은 수면을 못 하고 계실 텐데… 어지럼증은 없으세요?"

"있어요. 안 그래도 요즘 머리가 좌우로 흔들리는 것처럼 어지러워요. 슥삭- 슥삭- 하는 이명도 조금씩 들리고요…."

상담 결과, 그야말로 혜린 씨는 가위눌림을 자주 겪을 수밖에 없는 최악의 환경에 처해있었습니다. 가위눌림의 주된 원인으로는 불규칙적인 생활이나 수면의 부족, 과로, 시차 부적응, 스트레스 등이 꼽히는데요. 말 그대로 이 모든 것을 다 갖고 있다고 해도 과언이 아닌 상황이었던 것이죠. 게다가 혜린 씨 본인은 자각하지 못하는 듯했지만 안면떨림 증상까지 나타나고 있었습니다.

"하루라도 더 빨리 몸을 챙기셔야 할 것 같습니다."

"…해야 할 일이 많은데요?"

"일을 그만두게 되시는 한이 있더라도 몸을 챙기셔야 합니다. 안 그러면 정말 큰 일이 닥칠지도 모릅니다.

모르는 소리 마시라는 듯 저를 쳐다보던 혜린 씨의 얼굴이 두려움으로 물들었습니다. 제가 혜린 씨에게 한 말은 과언이 아니었습니다. 혜린 씨의 경우 극심한 과로와 스트레스로 인하여 몸의 기력과 체력이 완전히 바닥난 상태라는 것을 확실하게 알 수 있었기 때문입니다. 혜린 씨 스스로는 '아직 괜찮다'라고 생각하고 있었을지 모르지만, 의사인 제 눈으로 보았을 때는 정말로 언제 길거리에서 쓰러질지 모를 정도로 몸이 망가져 있는 상황이었습니다. 저는 혜린 씨에게 이명이 들리는 이유가 어떤 의미인지(이명은 우리 몸이 제발 쉬라고 외치는 응급신호), 그리고 가위눌림이나 어지럼증이 모두 어째서 오게 되었고 얼마나 심각하게 위험한 상황인지를 하나하나 설명했습니다. 설명을 다 들은 혜린 씨는 겁먹은 목소리로 제게 물었습니다.

"그, 그럼 저… 어떻게 해야 할까요?"

"일단은 체력을 회복하시는 게 급선무일 것 같습니다."

"최대한 빨리 체력을 회복하는 방법이 있을까요?"

"공진단을 먹어야 할 것 같습니다."

"아, 공진단… 예전에 먹어본 적 있어요. 뭔지 알아요."

혜린 씨는 공진단을 이미 접해본 적이 있다며, 일단 우리 한의원의 공진단이 자신에게 맞는지 알아보고 싶다는 말과 함께 사향공진단 10환을 처방받았습니다. 그리고 약 일주일 후, 혜린 씨는 다시 한의원을 찾아왔습니다.

"체력이 한결 좋아진 게 느껴져서 얼른 다시 왔어요. 먹고 한 이틀 지나니까 가위눌림이 거짓말처럼 사라져서 놀랐어요."

혜린 씨는 공진단을 복약한 지 약 사흘 만에 가위눌림과 이명이 사라지기 시작했다고 했습니다. 게다가 일단 체력이 올라오기 시작하니 어지럼증 역시 사라져 같은 일상을 보내고 있음에도 이전과는 다른 사람이 된 것처럼 생활하고 있다며 놀라워했습니다. 그리고 그렇게 혜린 씨는 다음 달에 다시 찾아오겠다며, 사향공진단 한 달 치를 더 처방받아 갔습니다.

모든 현대인들이 그런 것은 아니겠지만 많은 사람들이 과로에 치여 살아가고 있습니다. 자신이 얼마나 많은 스트레스 상태에 놓여 있는지, 또 얼마나 몸과 마음이 혹사당하고 있는지 알지 못한 채 하루하루를 보낼 뿐이죠. 하지만 당장은 그 위험을 느끼지 못할지라도 몸이 신호를 보내기 시작하면 즉각 몸을 챙기기 위한 행동을 취해야만 합니다. 몸이 보내는 대표적인 위험신호들은 불면, 가위눌림, 이명, 어지럼증, 소화불량 등 매우 다양합니다. 따라서 이전에는 겪지 않던 증상이 갑작스레 나타나기 시작한다면, 그것도 달라진 생활을 통해 발생하기 시작한 것이라면 이를 알게 되는 즉시 일을 내려놓고 몸을 챙기시길 바랍니다.

이때 중요한 것은 단순히 하루 이틀을 쉬어주거나 영양식을 먹는 것으로는 결코 해결되지 않는다는 것입니다. 과로로 인한 체력 고갈은 반드시 그에 맞는 질 높은 휴식기와 보약이 충족되어야만 합니다. 배터리가 다 닳아버린 기기를 잠시 덮어둔다고 하여 충전이 되지는 못하는 것처럼, 우리 몸 역시 고갈되어버린 에너지를 채워주기 위한 충전기가 따로 있다는 것을 명심하시기 바랍니다.

CASE 15
신경안정제를 복용 중입니다

● 우리는 살면서 참 많은 시험을 봅니다. 가장 시험을 많이 보는 시기는 십 대 시절이지만 막상 성인이 되고 나서도 시험은 우리 인생 곳곳에서 나타나는데요. 시험을 볼 때 전혀 긴장을 하지 않는 사람이 있는 반면 지나치게 긴장하는 탓에 실력 이하의 결과를 받게 되어 큰 상심에 빠지는 분들도 많습니다. 그리고 이런 분들 중 대부분은 청심환을 이용하지만 그보다 정도가 심한 분들의 경우, 양방으로부터 불안증을 해소하는 약을 처방 받아 복용하시기도 합니다. 우리 한의원을 찾아오셨던 50대 중반의 옥순 씨역시 그런 분들 중 한 분이셨습니다.

"원장님, 제가 부동산 시험을 준비 중인데… 제발 좀 도와주세요."

옥순 씨는 제 손을 잡으며 간절하게 말씀하셨습니다. 옥순 씨는 작년에 1차 시험에 합격하신 후 곧 치르게 될 2차 시험을 준비 중이셨는데요. 시험이 다가올수록 두통과 어지럼증이 너무 심해지는 탓에 제대로 된 공부는커녕 일상조차 보내지 못하고 계신 상황이었습니다.

"공부할 때만 어지러운 게 아니라 가만히 앉아있기만 해도 어지럽고요… 머리가 늘 맑지가 않고 무겁습니다. 특히 머리 오른쪽 뒤에서 두통이 심한 편이에요…."

옥순 씨는 두통뿐만 아니라 체력 역시 크게 떨어진 것이 느껴진다며, 낮에도 늘 잠이 쏟아지는 것 역시 고역이라고 덧붙이셨습니다.

"혹시 두통약도 드시고 있나요?"

"네, 두통약도 먹고 있고… 병원에 갔더니 수면용으로 쓰라며 신경안정제를 처방해주어서 그것도 먹고 있어요."

옥순 씨는 이미 두통약과 신경안정제, 두 가지 약을 복약 중이셨습니다. 그러나 두통약을 먹으면 두통 증상은 잠시 나아지지만 금세 기운이 뚝 떨어지는 데다 머리가 멍해져서 힘든 상태였습니다. 또 신경안정제는 잠을 깊이 자기 위해 복약하고는 있지만, 생활적인 면에서 침체되는 것이 느껴져 일주일에 두 번 정도씩만 복약 중이라고 하셨습니다.

"하루하루가 이렇다 보니 먹는 것도 시원찮아서 체력이 너무 떨어진 게 느껴집니다. 원장님, 당장 시험이 코앞인데 무슨 방법이 없을까요? 제발 좀 부탁드립니다."

옥순 씨는 어린 시절부터 시험을 볼 때 크게 긴장할 뿐만 아니라 집중 후 증상으로 숨이 잘 쉬어지지 않는 등의 증상을 겪었다고 합니다. 그만큼 성격이 세심하고 예민하신 편이었던 것이죠. 나이가 젊었던 때에는 그래도 몸이 이런 증상들을 버텨줄 수 있었지만, 고령이 되고 나니 더 이상 몸이 이를 버텨주지 못하게 된 것입니다. 옥순 씨에게 닥친 가장 큰 문제는 두통과 어지럼증, 그리고 약의 부작용으로 인해 뚝 떨어진 체력이었습니다. 고통을 덜기 위해 복용한 약이 옥순 씨의 체력을 완전히 고갈시키는 원인 중 하나가 되어버린 것이죠.

"일단은 약을 끊으셔야 할 것 같습니다."

상담을 마친 제가 복용 중인 약을 중단해야 할 것 같다고 말하자 옥순 씨는 잠시 머뭇거리다 제게 되물었습니다.

"그럼 저 시험은 어떡하죠? 당장 몇 주 남지 않았는데요."

"증상을 확실하게 호전시키고 나면 지난 몇 주간 해오신 공부시간의 몇 배를 더 확보하실 수 있을 겁니다."

옥순 씨는 약을 끊게 되면 그나마 억지로라도 공부하는 시간마저 사라질까 걱정하는 눈치셨지만 저는 단호하게 말했습니다. 현재 옥순 씨가 앓고 있는 증상들을 정상으로 돌려놓는다면 얼마든지 원하는 만큼의 공부시간을 확보할 수 있으리라는 판단이 섰기 때문이었죠. 그렇게 저는 옥순 씨에게 수석공진단 프로그램(수석공진단 1개월치와 녹용보약을 함께 처방)을 처방하기로 했습니다. 수석공진단이 갖고 있는 대표적인 효능인 뇌력증진(두뇌의 기혈순환을 원활하게 만들어 기억력을 향상), 심력증진(몸과 마음을 안정시켜주어 불안을 해소), 체력증진(근본적인 체력을 회복시켜주고 면역기능을 강화)이야말로 현재 옥순 씨의 상황을 타파해줄 정답이었으니까요. 그렇게 수석공진단 프로그램을 시작하고 한 달 후, 옥순 씨로부터 전화가 걸려왔습니다.

"원장님! 저 합격했습니다!"

옥순 씨는 2차 시험에 무사히 합격했다며 저에게 감사를 전했습니다. 그녀의 말에 따르면 처음에는 약을 끊으면서 불안증이 더 심해졌다고 합니다. 하지만 처방받은 수석공진단과 녹용보약을 꾸준히 복용하기 시작하자, 시간이 흐르면 흐를수록 하루가 다르게 두통과 어지럼증이 사라지는 것이 느껴졌다고 합니다.

"원장님 말씀처럼 한 일주일 정도 복용하니 두통이나 어지럼증이 90% 이상 사라져서 공부에 집중할 수 있었어요. 원장님 덕분입니다. 정말 감사드려요."

많은 분들이 옥순 씨처럼 괴로운 증상을 완화시키고자 약을 찾게되고는 합니다. 그러나 이럴 경우, 약으로 인해 오히려 몸 전체의 컨디션이 떨어지게 되어 몸이 망가질 수 있습니다. 우리는 이상이 나타나면 당장 눈에 보이는 그 증상을 커버하기 위한 방법에 급급합니다. 하지만 언제나 그렇듯, 해결책은 근본적인 부분에 있습니다. 이를 잊지 말고 언제나 건강한 몸과 생활을 유지하실 수 있기를 진심으로 응원합니다.

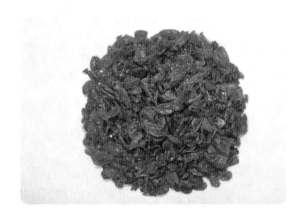

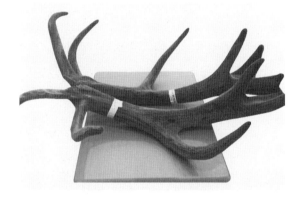

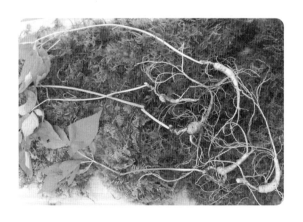

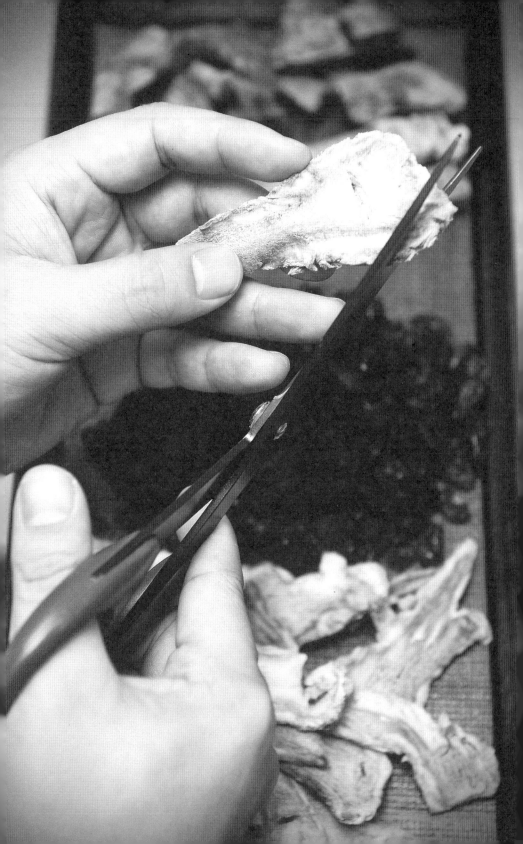

CASE 16
언니가 수술 이후로 말을 잘 못해요

● "큰 수술 후에 공진단을 먹는 게 도움이 된다는 얘길 듣고 왔는데요…."

40대 초반으로 보이는 예선 씨는 상담실로 들어와 앉자마자 공진단을 알아보러 왔다며 입을 열었습니다. 그녀는 얼마 전 큰 수술을 하게 된 언니 예진 씨를 위해 우리 한의원을 찾아오게 되었다고 했습니다.

"언니가 한 달 전에 뇌출혈로 수술을 받았어요. 그런데 수술 이후로 계속 말을 제대로 못 하고 있어요. 움직임도 거의 없고요."

"식사는 정상적으로 하실 수 있는 상태인가요?"

"네, 음식은 먹기는 해요… 그런데 다른 것보다 계속 말을 제대로 못 해서…."

예선 씨는 뒷말을 잇지 못한 채 손으로 눈물을 훔쳤습니다. 많은 사람이 잘 알고 있듯, 뇌출혈이란 두개 내에서 출혈이 일어나 생기게 되는 모든 변화를 말합니다. 다른 말로는 출혈성 뇌졸중이라고도 하는데요. 이 뇌출혈은 여러 형태로 구분이 되지만 그중에서도 가장 크게 구분되는 것은 외상에 의한 출혈과 자발성 출혈로 구분됩니다. 외상에 의한 출혈이란 말 그대로 외부적인 원인에 의해 출혈이 생기게 되는 것이며, 자발성 출혈이란 외부적인 원인이 아닌 고혈압이나 뇌동맥류, 뇌종양 등 타 질병과 관련되어 출혈이 발생하는 경우를 말합니다.

"언니분께 또 다른 증상은 없으신가요? 움직임이 거의 없다는 건 몸을 아예 못 움직이시는 수준이란 뜻인가요?"

"아뇨, 부축해주면 아주 조심조심 움직일 수는 없어요. 다른 증상은… 아, 수족냉증이 굉장히 심해요. 그래서 손발이 늘 얼음처럼 차갑고… 한쪽 눈 시력이 크게 떨어졌어요."

"수술하고 난 직후에 기억력 같은 건 어땠나요?"

"아, 맞아요. 수술하고 난 뒤에 기억력 저하가 굉장히 심했어요. 최근에 많이 나아졌고요."

"그럼 말은 아예 못하시는 건 아니군요?"

"네, 단어로 가능한 수준이에요. 대화는 거의 불가능하고요."

이야기를 들어보니 예진 씨는 심각한 수술 후유증에 시달리고 있는 상황으로 보였습니다. 앞선 케이스에서도 큰 수술을 받은 환자의 경우, 그 이후에 이루어지게 되는 재활훈련이 매우 중요하다고 언급한 적이 있었는데요. 동생인 예선 씨의 말을 토대로 추리해보니 예진 씨는 재활훈련을 전혀 소화할 수 없을 만큼이나 몸 상태가 크게 좋지 않은 듯했습니다.

"낙심하지 마시고 장기적으로 생각하셔야 합니다."

저는 일단 동생이자 보호자이신 예선 씨를 다독였습니다. 이런 경우, 환자의 건강을 지키는 것도 중요하지만 곁에서 돌보아주는 보호자의 몸과 마음의 건강 역시 중요하기 때문입니다. 보호자가 긍정적인 생각과 마음을 갖고 보살피는 것과 그렇지 못한 경우 각각 환자에게 미치는 영향은 매우 다릅니다. 그래서 저는 우선적으로 예선 씨에게 장기적인 관점에서 언니의 병세를 볼 것을 권하며, 언니 예진 씨를 위해 원방공진단을 6개월 치(120환) 처방하기로 했습니다. 예진 씨는 현재 외부적인 요소인 재활훈련을 통하여 이루어져야 할 회복이 거의 이루어지지 않는 상황이었으므로, 원방공진단이 가진 효능을 통해 재활훈련이 이루어주어야 할 회복력의 보조를 내부에서 돕고자 했던 것입니다. 그렇게 반년 후, 예선 씨는 다시 우리 한의원을 찾아오셨습니다.

"원장님, 공진단 더 처방받으러 왔어요."

예진 씨가 공진단을 복약한 지 어언 6개월, 예선 씨는 언니가 일상대화가 가능해졌다며 호전된 상태를 전해주었습니다. 단어를 겨우 내뱉는 것이 대화의 전부였던 예진 씨는 공진단을 복약하면서 조금 불편하긴 하지만 일상대화가 가능할 정도로 언어능력을 회복했다고 합니다. 또한 극심하게 떨어졌던 시력 역시 호전되었으며, 부축을 받지 않으면 전혀 움직일 수 없는 수준이었던 몸도 이제는 혼자서도 일상생활이 가능할 정도의 수준으로 크게 향상되었다고 했습니다. 그렇게 예선 씨는 언니를 위해 새롭게 공진단 반년 치를 원하셨고, 저는 그런 에선 씨에게 원방공진단 6개월 치를 새로이 처방해드렸습니다.

뇌출혈과 같이 큰 수술을 받은 경우, 환자에게는 재활훈련이 매우 중요합니다. 그러나 조금 힘겹더라도 재활훈련을 소화할 수 있는 환자가 있는 반면에 예진 씨처럼 전혀 재활훈련을 받을 수 없는 상태가 되어버리는 환자분들도 있습니다. 그러므로 이럴 경우, 외적으로 이루어지는 재활훈련을 조금이라도 대신해주기 위한 방안이 환자에게는 절실히 필요합니다. 큰 수술을 치른 환자에게 가장 절실하게 필요한 것은 회복을 위한 힘에 바탕이 되어주는 체력과 기력이기 때문이죠. 큰 수술을 치른 만큼, 환자의 몸에는 그만큼 엄청난 체력과 기력의 소실이 따라온다는 것을 이해해야 합니다. 따라서 수술을 치른 직후의 환자에게 가장 우선적으로 이루어져야 할 것은 체력의 회복이라는 것을 잊지 않아야 할 것입니다.

CASE 17
재수 중인 딸아이가
난청으로 너무 힘들어해요

● 어머님의 손에 이끌려 상담실로 들어온 미혜양의 얼굴에는 짜증이 가득했습니다. 마치 '왜 이런 데에 나를 데려온 거냐'라고 말하는 듯한 얼굴이었죠. 미혜양은 상담실에 들어와 자리에 앉자마자 고개를 돌려버렸고, 대신 어머님이 이야기를 시작하셨습니다.

"원장님, 애가 재수 중인데… 난청 때문에 너무 힘들어해서 오게 되었어요."

올해로 갓 스무 살이 된 미혜양은 재수학원에 다니며 다음 수능을 준비하는 중이었습니다. 그러나 재수를 시작하고 얼마 지나지 않아 돌발성 난청인 메니에르 증후군이 생겨 고통을 겪게 되었다고 했습니다.

메니에르 증후군은 청력에 이상이 나타나는 질환으로, 아무렇지 않게 일상생활을 하던 중 갑작스럽게 발생하는 것이 특징입니다.

메니에르 증후군이 나타나게 되면 구토를 하게 될 정도의 어지러움과 함께 청력이 감소되거나 소실, 혹은 이명이 들리는 등의 증상이 나타나게 되는데요. 증상이 한번 나타나게 되면 5년에서 6년 정도를 주기로 반복되어 나타날 수 있어 세심한 관리가 요구되는 질환입니다.

"이비인후과 약을 먹고 낫기는 했는데… 이게 한번 나아졌다고 없어지는 게 아니라 잊을 만하면 또 나타나고, 다시 약을 먹어도 나아졌다가 또 나타나니 어쩌면 좋을지를 모르겠네요."

한숨을 쉬며 말씀하시는 어머님 말에 고개를 끄덕이던 저는 미혜 양을 향해 질문을 던졌습니다.

"미혜양, 지금은 귀가 어떤 상태인가요?"

어머님하고만 말을 할 거라 생각했는지 갑작스런 제 질문에 미혜 양의 귀가 새빨개졌습니다. 아무래도 이런저런 것들에 민감한 20살 여학생이다 보니 자신의 병세를 이야기하는 한다는 것이 민망한 듯했습니다. 저는 대화를 조금 더 편안하게 이끌기 위해 제 이야기를 간단하게 들려주었습니다.

"공부, 많이 힘들죠? 저도 같은 증세를 겪어본 적이 있어서 잘 알아요. 별 것 아닌 것 같지만 집중도 잘 안 되고, 뜻대로 공부도 잘 안 돼서 무척 힘들 텐데… 여태 버티느라 정말 힘들었겠어요."

제 얘기에 잠시 머뭇거리던 미혜양이 입을 열었습니다.

"소리는 들려요."

"그런데요?"

"오른쪽 귀가… 왼쪽보다 잘 안 들려요."

"이명 증상은 좀 어떤가요?"

"공부하다 보면 웅- 하는 소리가 한 번씩 들려요."

어느새 말문이 트인 미혜양은 생각보다 훨씬 자세하게 자신이 앓고 있는 증상들을 잘 얘기해주었고, 덕분에 저는 보다 정확한 진단을 내릴 수 있었습니다. 미혜양은 난청 외에도 두통, 생리통 등의 증상을 같이 앓고 있었는데요. 이야기를 들어본 결과 재수생활을 하며 받는 극심한 스트레스가 원인인 것으로 보였습니다. 특히나 친구들은 대학생활을 즐기고 있는 것과 달리 자신은 재수학원을 다니고 있다는 것이 큰 스트레스 요인이었죠. 그렇게 다양한 스트레스와 증상들로 인해 체력이 크게 떨어지게 되어, 수능준비를 제대로 하지 못하는 것은 물론이고 앓고 있는 증상의 정도까지 더 심해진 상황이었습니다.

"수석공진단을 처방해드리겠습니다. 이명 증상은 완치가 힘들겠지만, 더 심각해지는 걸 막고 증상을 완화할 수는 있을 겁니다."

저는 수석공진단을 처방하며 이명에 대한 소견을 덧붙였습니다. 미혜양의 경우 이미 난청을 비롯한 이명을 반년 이상 앓은 상태라 완치를 장담하기 매우 힘든 상황이었기 때문이죠. 앞선 케이스에서도 다루었듯, 이명은 초기에 발견하여 치료하지 못하면 완치가 불가능한 증상입니다. 따라서 제가 할 수 있는 최선은 증상을 조금이라도 줄여주는 것이었기에 수석공진단 한 달 치와 한약을 처방하는 것으로 진료를 마쳤습니다. 그리고 약 두 달 후, 한의원을 다시 찾아오신 미혜양의 어머님을 통해 소식을 전해 들을 수 있었습니다.

"원장님, 말씀하셨던 대로 이명은 사라지지 않았지만 그래도 아이가 다른 증상들이 다 나아져서 한결 공부하기 편해졌대요. 감사합니다."

수석공진단과 한약을 복용한 결과, 미혜양이 앓고 있던 두통과 생리통은 거의 사라져 걸핏하면 먹었던 진통제를 끊을 수 있게 되었다고 합니다. 또한 극심하게 떨어진 체력 탓에 학원에서 보내는 시간을 제외하면 전혀 집중하지 못하던 공부시간 역시 대폭 늘어 훨씬 수월하게 수능을 준비하는 중이라고 했습니다. 하지만 안타깝게도 이명 증상은 역시나 완치되지 못했습니다. 이전에 비해 이명의 소리와 빈도가 줄어들었을 뿐이었죠. 미혜양의 어머님은 다른 증상이 사라진 것만으로도 아이가 얼굴이 달라졌다며, 수능 대비용으로 수석공진단 2개월 치를 더 처방받아 가셨습니다.

이처럼 이명은 한번 발생하면 완치가 불가능하다고 할 정도로 낫기 힘든 증상입니다. 따라서 이명은 발견 즉시 치료를 위한 행동에 나서는 것이 중요합니다. 그리고 그 치료란 다른 것이 아니라 충분한 완전 휴식과 체력관리입니다. 그러니 이명으로 힘들어하고 있다면, 즉시 질 높은 휴식을 장기간 취하며 떨어진 체력을 정상으로 돌리기 위한 노력을 해야 합니다. 이명은 상상 이상으로 일상의 질을 심각하게 떨어뜨리고, 잦은 고통으로 우리를 스트레스 상태에 놓이게 만듭니다. 따라서 초기에 발견하여 치료에 들어가는 것이 가장 중요한 것은 물론, 한 번이라도 이명을 앓았다 나은 적이 있다면 두 번 다시 반복되지 않도록 평소 체력관리에 더욱 신경을 써야 할 것 입니다.

CASE 18

남자 갱년기에도 효과가 있나요?

● "원장 선생님, 남자도 갱년기가 옵니까?"

상담실로 들어온 50대 후반의 영훈 씨는 믿기지 않는다는 듯한 목소리로 물었습니다. 남성에게도 갱년기 증상이 나타난다는 것은 이제 어느 정도 알려진 사실이지만 대부분의 남성분들이 자신에게 이러한 증상이 나타날 것이라는 생각은 하지 못하는 경우가 많습니다. 그리고 여기에는 그럴 만한 이유가 있습니다. 그건 바로 여성갱년기와 달리 남성갱년기는 남성 모두에게 찾아오는 증상이 아니기 때문입니다.

남성갱년기는 갱년기라는 이름과 달리 모든 남성에게 나타나지 않을 뿐만 아니라 개인차 역시 큰 편입니다. 이는 여성에게는 폐경이라는 성호르몬의 쇠퇴 시기가 있지만 남성에게는 그런 시기가 따로 없기 때문인데요. 연구결과에 따르면 남성의 성호르몬은 대개 40대부터 1.6%씩 감소하기 시작한다고 합니다. 즉 고령이 되면서 성호르몬의 수치가 줄어들게 되어 갱년기 증상이 찾아올 수는 있지만, 그 수치가 매우 미비하여 크게 느끼기 힘들다는 것이죠. 하지만 개인의 격차가 존재하는 이유는 남성갱년기가 찾아오게 되는 원인에 단순히 연령의 증가만이 있는 게 아니기 때문입니다. 음주나 흡연, 비만, 스트레스뿐만 아니라 고혈압이나 당뇨, 간질환 등의 신체 요인들 역시 남성에게 갱년기 증상을 만드는 주요 원인으로 꼽히기에 그 차이가 존재하게 됩니다.

"현재 겪고 있는 증상으로는 어떤 것들이 있으신가요?"

"음… 일단 오후만 되면 몸이 뜨거워지는 것 같은 느낌이 많이 듭니다. 땀이 나지는 않는데 그런 느낌이 들어요. 갑자기 가슴이 두근거리거나 불안한 느낌이 들기도 하고요. 소변은 괜찮은데 대변을 볼 때면 시원하게 보지 못한 느낌이 들곤 합니다. 정력도… 많이 약해진 것 같습니다."

"두통 같은 증상은 없으신가요?"

"아, 맞아요. 머리가 아프면서 어지러울 때가 종종 있습니다. 기억력도 좀 떨어진 것 같고요."

남성갱년기의 대표적인 증상으로는 성욕 감퇴와 발기 기능의 감소, 기분 변화, 피로감, 우울증, 그리고 지적능력이나 지각력의 감소 등이 있는데요. 이 외에도 신체적인 증상으로는 근육량이 줄어드는 것이나 내장지방이 늘어나는 것, 그리고 체모가 줄어들거나 골밀도가 감소하는 것이 있습니다.

"저희 한의원에 마련되어 있는 수석공진단 프로그램을 처방해드리겠습니다. 분명 효과가 있을 겁니다."

영훈 씨의 이야기를 들어본 결과, 남성갱년기를 겪고 있는 것이 확실해 보였기에 저는 수석공진단 프로그램을 처방하기로 했습니다. 원방공진단이 아닌 수석공진단 프로그램을 처방한 이유는 영훈 씨가 겪고 있는 증상 중 성기능의 약화와 기억력 감퇴가 가장 심각해 보였기 때문이었습니다. 기억력 향상에 도움이 되는 수석공진단과 정력 강화에 효과가 있는 녹용보약이 함께 처방되는 '수석공진단 프로그램'을 통해, 크게 나빠졌다고 느낀 부분들을 보조·강화하고자 했던 것이죠. 그리고 석 달이라는 시간이 지났습니다.

　"원장님, 공진단 처방받으러 왔습니다."
　석 달 만에 다시 한의원을 찾아온 영훈 씨는 덕분에 갱년기를 아주 무난하게 보내게 되었다며, 이 기운을 유지하기 위해 다시 오게 되었다고 말씀하셨습니다. 영훈 씨의 말에 따르면 처음에는 반신반의했지만 공진단을 섭취하고 일주일 정도가 지나자 그 효능이 눈에 띄게 나타났다고 합니다. 떨어진 체력으로 인해 힘겹던 하루가 활기차졌을 뿐만 아니라 이유를 몰라 괴롭던 불안감과 가슴 두근거림도 사라져 정말로 10년은 젊어진 듯한 기분까지 든다고 웃으며 말씀하셨죠. 오후만 되면 상체에서 열이 나는 것 같던 증상도 사라졌으며, 대변도 다시 시원하게 보기 시작했다고 했습니다. 더불어 자신감을 떨어뜨리던 정력 역시 돌아오는 것을 실감하셨다며, 새롭게 사향공진단 두 달 치를 처방받아 가셨습니다.
　남성에게나 여성에게나 갱년기 증상은 당혹스럽습니다. 어느 순간인가부터 전에 없던 증상들이 나타나게 되니 일상이 갑작스럽게 뒤죽박죽이 되어버리는 듯한 기분이 들기 때문입니다. 그러므로 갱년기 증상이 찾아온다면, 홀로 마음고생만 할 것이 아니라 적절한 조치를 취해주는 것이 바람직합니다. 호르몬의 변화란, 단순히 마음의 수양만으로는 다스리기 어려운 변화이니까요. 혹시 가족에게 누가 되지 않을까, 또 병원에 가도 뾰족한 수가 없지 않을까 망설이면서 참다 보면 병을 더 키우게 됩니다. 공진단은 특히 이런 증상에 탁월한 효능을 보이므로 주저하지 말고 상담을 받아보시길 권유 드립니다.

CASE 19

논문을 쓰는 중인데
집중력이 자꾸 흐트러집니다

● 다음 환자를 기다리던 저는 문을 열고 들어온 남성을 보고 저도 모르게 자리에서 일어날 뻔했습니다. 상담을 받기 위해 들어오신 분은 다름 아닌 스님이셨기 때문이었습니다.

"제가 논문을 쓰는 중인데… 집중력이 자꾸 흐트러져 찾아오게 되었습니다."

승복 차림으로 상담실에 들어오신 50대 초반의 성훈 스님은 작지만 또렷한 목소리로 말씀하셨습니다. 스님은 승가대학의 학장이셨는데 최근 논문을 쓰면서 집중력과 체력이 크게 떨어지는 것을 느끼게 되어 우리 한의원을 찾아오게 되었다고 했습니다.

"몇 년 전부터 조금씩 집중력이나 체력이 떨어지기 시작하는 것을 느끼기는 했지만, 공부하는 데 있어 크게 지장이 되지는 않았습니다. 그런데 몇 달 전부터 논문을 쓸 때면 정신이 자꾸 딴 곳에 가 있을 때가 많을 뿐만 아니라 두통과 함께 머리가 멍한 느낌이 들기도 합니다."

성훈 스님의 경우, 아무래도 나이가 드시면서 체력이 급격히 떨어지기 시작하여 그전까지 지켜오시던 생활을 유지하지 못해 힘들어하는 듯했습니다. 그러다 보니 공부에도 큰 영향을 미치게 되어 우리 한의원을 찾아오게 되신 것이었죠.

"집중력 저하랑 두통 외에 다른 증상은 없으신가요?"

"네 다른 건 딱히 없습니다."

"속쓰림 같은 소화기 이상도 없으신가요?"

"네 없습니다. 지금 쓰고 있는 논문이 좀 힘들어서… 집중력만 좀 찾을 수 있게 도와주시면 감사하겠습니다."

상담을 마친 저는 성훈 스님께 수석공진단을 처방해드리기로 했습니다. 스님에게는 당장 공부를 계속하기 위한 대처가 필요한 상황이었기에, 떨어지는 체력을 보충해줌과 더불어 뇌의 기능 역시 도움을 줄 수 있는 수석공진단이 딱 맞은 처방이었기 때문입니다. 그렇게 수석공진단 한 달 치를 처방받아 절로 돌아가셨던 스님이 다시 한의원을 찾아오신 것은 정확히 한 달 후였습니다.

"원장님 덕분에 다시 집중력을 되찾아 정상적으로 공부에 매진하고 있습니다. 정말 감사합니다."

성훈 스님께서는 수석공진단을 복약하기 시작하고 며칠 지나지 않아 크게 흐트러지던 집중력이 돌아옴은 물론이고 체력 역시 회복됨을 느끼게 되셨다고 합니다. 덕분에 논문 역시 무사히 마치실 수 있게 되어 추가로 공진단을 구매하고자 찾아오셨다고 했습니다.

"거짓말처럼 몇 년 전의 저로 돌아간 듯한 느낌입니다."

스님께서는 공부를 위해 얼마간은 더 공진단이 필요할 것 같다며, 수석공진단을 다시 두 달 치 처방받고 한의원을 떠나셨습니다.

공부는 어릴 때나 하는 것이라 생각하는 사람들이 있지만 실제로 주변을 돌아보면 나이가 들어서도 계속해서 공부를 해야만 하는 사람들이 상당히 많다는 사실을 알 수 있습니다. 그리고 이런 경우, 젊었던 때와 달리 크게 떨어진 체력으로 인해 제대로 공부를 할 수 없어 스트레스를 받는 분들이 많습니다. 하지만 나이가 들면서 체력이 떨어지게 되는 것은 당연한 일입니다. 체력이 떨어짐으로 인해 집중력이 저하되는 것 역시 자연스러운 일이죠. 그러므로 이럴 때는 체력을 보충해주기 위한 대처가 필요합니다. 앞 장에서도 이야기했듯 공부는 결국 체력 싸움이자 집중력 싸움입니다. 몇 시간 더 남들보다 집중할 수 있는지, 몇 시간 더 남들보다 엉덩이를 붙이고 앉아있을 수 있는지가 결과를 좌우합니다. 그러니 나이가 들어 공부가 힘든 상황이라면, 전처럼 되지 않는 공부에 스트레스만 받기보다는 떨어진 체력을 채워주기 위한 방법을 찾는 것이 올바른 대처법임을 기억하시기 바랍니다.

CASE 20

정말이지 죽을 힘도 없습니다

● 요즘에는 많은 사람이 피곤하다는 말을 입에 달고 사는 것 같습니다. 그러나 의사의 입장에서 보면 그 피로에도 단계가 있는데요. 진짜 만성피로에 시달리는 사람의 경우, 그 피곤하다는 말조차 입에 담지 못할 수준의 피로로 인해 제대로 된 삶을 살지 못하는 경우도 있습니다.

"원장님… 정말이지 죽을 힘도 없을 정도로 힘듭니다…."

대학생인 딸의 부축을 받으며 상담실로 들어오신 50대 중반의 윤주 씨는 귀를 기울여야만 겨우 들을 수 있는 목소리로 말씀하셨습니다. 과거 뇌경색을 앓으셨던 윤주 씨는 수술 이후로 오랜 기간 제대로 된 일상을 되찾지 못하는 상태라고 하셨습니다.

뇌경색이나 뇌출혈과 같은 수술의 경우, 많은 환자들이 수술 이후 삶의 질이 크게 떨어지곤 하는데요. 이는 이 수술들이 큰 수술일 뿐만 아니라 재활훈련까지 해야 하는 등 환자에게 많은 것들을 요구하게 되기 때문입니다. 특히 재활훈련은 그 고통이 너무 심한 탓에 이를 거부하는 환자들까지 있을 정도인데요. 누워있는 것만으로도 힘든 환자들에게 있어 억지로 움직여지지 않는 팔과 다리를 써야 한다는 것은 그만큼 커다란 체력과 노력이 필요한 일이기에 그렇습니다.

"제대로 하루를 살아본 게 언제였는지 기억도 안 납니다….."

윤주 씨의 경우 재활훈련까지는 잘 마치셨지만 그로 인해 완전히 체력이 고갈되어 몇 년이 지나도록 그 상태로 살아오신 상황이었습니다. 회복력을 완전히 상실해버린 몸 상태로 인해 매일같이 두통에 시달리실 뿐만 아니라 이틀 중 하루는 온종일 누워만 있어야 할 정도로 심각한 상태였던 것이죠. 당연하게도 식욕 역시 거의 없는 수준이었으며, 하루 24시간 중 실제로 몸을 움직이는 시간은 3~4시간이 전부인 상황이었습니다.

"어서 빨리 고갈된 체력을 정상으로 되돌려야 할 것 같습니다."

윤주 씨의 경우 너무 오랜 시간 고갈된 체력을 회복하지 못하고 있었으므로 하루라도 빨리 체력을 정상으로 되돌려야 했습니다. 따라서 저는 체력회복에 있어 최고의 효능을 자랑하는 원방공진단을 처방하였고, 그렇게 윤주 씨는 공진단을 복약하기 시작했습니다.

한 달 후, 윤주 씨는 따님과 함께 다시 우리 한의원을 찾아오셨습니다. 여전히 피로해 보이시기는 했지만, 전보다 훨씬 밝아진 얼굴로 들어오시는 모습에 저 역시 마음이 한결 가벼워짐을 느낄 수 있었죠.

"감사합니다, 원장님. 덕분에 몇 년 만에 다시 살아있다는 걸 느끼고 있습니다."

윤주 씨는 너무나 오랫동안 극도로 체력이 떨어져 있었던 탓에 1~2주간은 몸에 큰 변화를 느끼지 못하셨다고 합니다. 하지만 약 3주 정도가 지난 뒤부터 체력이 돌아온 것이 크게 느껴지기 시작하여 이제는 거의 정상적인 일상을 살아갈 수 있게 되었다고 하셨습니다.

"두통도 씻은 듯이 사라졌어요. 정말 거짓말 같습니다."

윤주 씨는 한 달 전만 하더라도 꿈도 꾸지 못했던 '외출'을 할 수 있게 되었다며, 너무나 기쁜 얼굴로 말씀하셨습니다. 그리고 원방공진단을 반년 치 더 처방받아 집으로 돌아가셨습니다.

많은 분들이 만성피로를 별 것 아닌 것으로 간과하곤 합니다. 현대인들에게는 친구 같은 존재라며, 그 존재를 가볍게 여기는 경향이 있는 것이죠. 하지만 만성피로는 그 시기가 지속될수록 크게 악화되어 종래에는 휴식만으로는 결코 체력이 회복될 수 없는 수준이 됩니다. 그래서 한방에서는 '만성피로' 자체를 매우 큰 병으로 다루기도 합니다. 회복이 불가능해지는 이유는 우리의 몸의 체력이 완전히 고갈되게 되면 회복력을 상실하게 되기 때문인데요. 이렇게 회복력을 상실해버리면 잠을 10시간씩 몇 달 동안 자더라도, 몸에 좋다는 영양제들을 챙겨 먹더라도 전혀 회복할 수 없게 됩니다. 윤주 씨가 몇 년 동안 하루에 3~4시간만 움직이며 종일 누워있는 삶을 살았음에도 전혀 나아지지 못했던 것처럼 말이죠.

이를 방지하기 위해서는 당연하게도 세심한 체력의 관리가 필수적입니다. 본인의 식습관, 생활습관, 그리고 업무에서의 페이스 조절 등 지나치게 무리하는 일상을 보내지 않기 위한 노력이 필요한 것이죠. 노력 없이 이룰 수 있는 일은 없다는 말처럼, 체력 역시 노력 없이는 결코 지켜낼 수 없음을 명심하시기 바랍니다.

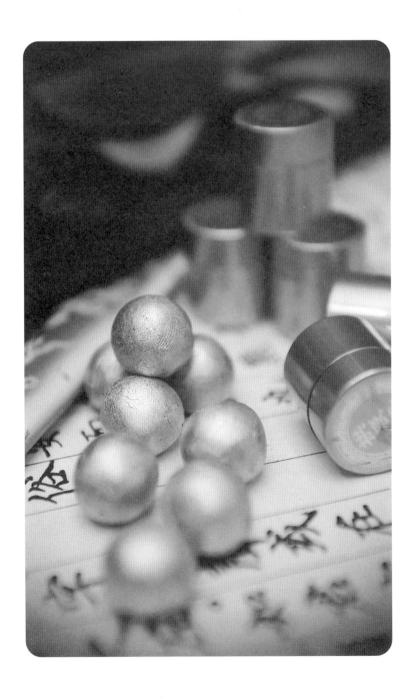

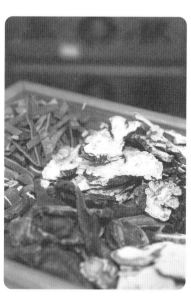

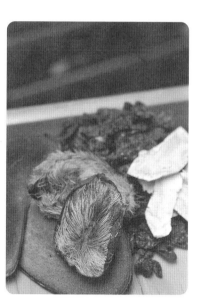

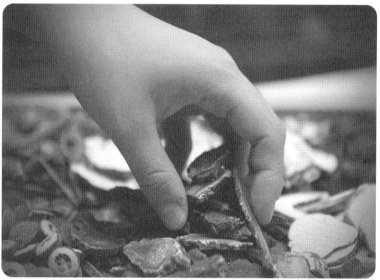

"당신은 충분히 건강해질 수 있습니다"
사랑하는 사람을 위해 만들어진 최고의 보약!
많은 환자들에게 행복한 삶을 선물해준
공진단 이야기

Part 4

·

만성피로부터 암까지
모든 질병을 이기는
공진단의 힘

拱辰丹

공진단의 특효가 두드러지는
질병과 증상들

만성피로 환자

● 현대인들의 상당수가 늘 피곤에 찌들어 있습니다. "바쁘다."라는 말을 달고 사는 현대인들은 영양이 풍부한 음식을 적당히 섭취하고, 적당한 운동을 하며, 충분한 수면을 취하기가 힘들지요. 일정에 쫓겨 영양이 부족한 음식을 대충 허겁지겁 먹고, 운동량은 늘 부족하고 심각한 수면 부족에 시달리기 일쑤입니다.

이런 현대인들에게 가장 많이 나타나는 것이 바로 '피로함'입니다. 공진단은 특히 '피로'와 관련한 부분에서 큰 효과를 볼 수 있는데, 여기서 말하는 피로는 사실 굉장히 포괄적입니다. 피로가 쌓여 며칠 잠을 푹 자거나 휴식을 취하면 회복되는 정도도 '피로함'에 속합니다. 그러나 이때는 굳이 약을 복용하거나 다른 조치가 필요 없습니다. 잘 먹고 잘 쉬는 것이 답이 될 수 있습니다.

그런데 이 피로가 오랫동안 누적된 경우 문제가 됩니다. '만성피로'는 누적된 피로감으로 인해 쉽게 몸이 회복되지 않는 상태에서부터, 몇 달 동안 매일 10시간씩 잠을 자도 개운해지지 않고, 늘 무기력하며, 머리는 안개가 낀 것처럼 뿌옇고, 늘 나른한 상태여서 일상생활을 하는 것이 불가능한 수준을 말합니다. 심한 경우 몇 년씩 이런 피로가 누적되어 심리적인 상태에까지 영향을 미치는 일도 많이 보게 됩니다. 이런 경우에는 반드시 공진단이 필요합니다.

'만성피로'는 엄밀히 말해 질환입니다. 만성피로에 시달리는 사람들은 단 하루만이라도 그 상태에서 벗어나고 싶다고 말합니다. 맑은 정신으로 살고 싶어 하고, 음식을 먹으면 제대로 소화가 되는 걸 느껴보고 싶다고 말이죠. '만성피로'를 오래 앓아온 사람은, 마치 몸의 모든 장기가 작동을 멈춘 것 같고, 매사에 집중이 잘되지 않아 좀비처럼 살아왔다고 고통을 호소하곤 합니다. 공진단은 이런 사람들의 기본적인 체력을 끌어올리고, 몸 전체에 에너지를 공급해줍니다. 곳곳에 누적된 피로를 씻어내 움직일 힘을 만들어주고, 머리를 맑게 해주기 때문에 치료에 매우 효과적입니다. 공진단은 어떤 보약보다도 만성피로에 안성맞춤이라 할 수 있습니다.

치매 환자

엄밀히 말해 공진단은 '치매 치료약'은 아닙니다. 앞에서도 설명했듯 치매 초기에 공진단을 사용하면 치매를 늦추고 조금 더 맑은 정신으로 일상을 살아갈 수 있게 도와줍니다. 보통 치매 환자들은 기억력이 감퇴할 뿐 아니라 만성피로 증상을 같이 겪게 되지요. 근본적으로는 체력, 면역력이 떨어지면서 활동력이 함께 감소하는데, 이때 공진단을 복용하게 되면 이런 부분들이 많이 호전됩니다.

특히, 우리가 개발한 공진단은 기억력 향상 부분에 특허를 받았기 때문에, 치매로 인한 기억력 저하에 있어 큰 도움을 받을 수 있습니다. 실제로 양방에서는 치매 초기 때 가장 먼저 권하는 것이 운동입니다. 운동을 통해 혈류를 개선함으로써 뇌 기능을 활성화시키기 위함이죠. 하지만 치매가 오면 체력 저하도 함께 오기 때문에 실질적으로는 운동을 규칙적으로 하기가 참 힘듭니다. 이때 공진단을 섭취하면 체력이 증진돼 운동을 하는 데 도움을 줍니다. 또 공진단 자체가 혈류를 개선시키는 효과가 있기 때문에 뇌 기능을 활성화해 기억력 저하를 예방하는 데도 도움을 줄 수 있지요.

공진단은 치매 치료약이 아니므로 중증인 경우에는 크게 의미가 없습니다. 그러나 치매 초기에는 매우 탁월한 효과를 보이며, 실제로 체력, 면역력 향상과 뇌 기능 저하를 막아 치매를 늦추는 사례가 수없이 많습니다. 치매에 있어 공진단의 효과가 가장 잘 발휘될 때는 바로 치매를 예방하는 목적으로 복용할 때입니다. 치매는 여러 알 수 없는 요인으로 인해 뇌 기능에 이상이 생김으로써 발생하는데, 주로 고령에게서 나타납니다. 그러므로 노화가 진행될 시점에서 공진단을 복용하면 치매를 미리 예방하는 차원에서 확실한 효과를 볼 수 있습니다.

체력이 저하된 수험생

어쩌면 공진단의 효능이 가장 필요한 대상이 바로 수험생이 아닐까 합니다. 여기서 수험생이란 대입(혹은 특목고 등의) 시험을 앞둔 중고 학생부터, 공무원 시험, 기타 시험을 준비하는 모든 사람을 포함합니다.

한 번이라도 시험을 준비해본 사람은 자신에게 가장 필요한 것이 바로 '체력과 집중력'이라고 말합니다. 수험생들은 공부를 많이 하든 못 하든 잠을 제대로 자지 못하고 늘 스트레스와 긴장 상태에 놓여 있습니다. 모든 생활이 공부에 맞춰져 있기 때문에 운동량도 절대적으로 부족하고, 휴식 시간도 부족하지요. 설사 시간을 내어 쉰다고 하더라도 심리적으로는 끊임없이 시험에 대한 압박을 받기 마련입니다.

우리 몸은 적당한 긴장 상태에 있는 건 좋지만, 그 이상을 넘어가버리면 몸의 장기들이 활동을 멈추면서 소화력도 떨어지고 면역력도 떨어지며 자연 치유력도 현저히 떨어지게 됩니다. 이런 상태에서 계속해서 공부에 대한 스트레스를 받고 잠도 못 자게 되면 체력과 집중력은 더욱 떨어지는 악순환을 반복하게 됩니다. 이때 공진단은 체력을 끌어올릴 뿐 아니라 집중력을 향상시키는 데도 큰 도움이 됩니다.

우리 병원에는 중고등학생의 학부모뿐 아니라 공무원 준비생들이나 법대, 의대를 다니며 국가고시를 준비하는 고시생들도 공진단을 처방받으러 오는 경우가 많습니다. 특히, 법대나 의대생들의 경우 대학원에 다닐 때 수면시간이 3~4시간밖에 되지 않다 보니, 체력이 전에 비해 확연히 떨어지게 됩니다. 고시는 최소 2~3년, 길면 4년 이상 준비해야 하는데 이 상태에서 계속 공부를 하다 보니 해가 거듭될수록 버티는 게 힘들어지는 것이죠. 만성피로, 집중력 저하가 겹치면서 마지막 한 고비를 남겨 두고 지쳐버리는 일이 많습니다.

공진단은 앞서 말했듯 만성피로와 집중력 향상에 도움을 주고, 체력을 향상시켜 '버틸 수 있는 힘'을 키워줍니다. 절대적으로 운동량이 부족하고 수면시간이 부족한 상태에서는 체력을 보완해줄 수 있는 보조적인 장치가 반드시 필요합니다. 따라서 3~4년 혹은 그 이상 경주를 해야 하는 수험생들에게 공진단은 필수 장비와도 같다고 볼 수 있습니다.

갱년기, 갱년기로 인한 불면증 환자

40~60대 여성에게서 나타나는 갱년기 증상은 대부분 상열감, 홍조, 가슴의 작열감, 불면증 등으로 나타납니다. 갱년기 환자를 한방에서는 '혈허'라고 하여 혈이 부족할 때 나타나는 상열감, 홍조, 땀, 체력 저하 등이 나타난다고 보는데요. 공진단은 우리 몸에 진액을 공급해주기 때문에 혈허를 완화해줍니다. 작열감, 불면증 역시 체력 저하와 연관이 있는데요. 공진단의 가장 큰 효능 중 하나가 체력을

올려주는 것이기 때문에 갱년기에 탁월한 효과를 볼 수 있는 것입니다.

만약 갱년기 환자인데 다른 증상보다는 땀이 많이 나거나 불면증으로 유독 힘들어하는 경우라면, 공진단과 함께 한약을 같이 처방해서 증상을 다루게 됩니다. 그러나 갱년기에서 가장 흔하게 나타나는 증상들이 여러 가지로 나타난다면, 그것은 체력 저하에서 온다고 보기 때문에 공진단을 권하게 됩니다. 그리고 대부분 큰 효과를 볼 수 있습니다.

간혹 불면증을 심하게 앓는 분이 있는데, 그 원인은 대부분 피로에 찌들려 있거나 몸과 마음이 처져 있는 것이 원인이 되는 경우가 많기 때문에, 공진단을 처방하게 됩니다. 공진단에는 신체를 활성화하는 효과와 심신안정 효과가 있기 때문입니다. 하지만 '불면증'이라는 하나의 증상에 공진단을 처방하지는 않습니다. 보통 불면증을 가진 분들은 갱년기와 관계없이 잠을 잘 이루지 못하는 증상이 있고 그 밑바탕이 깔린 다른 원인이 있는 경우가 많습니다. 이들은 따로 진단하여 한약으로 다스리고, 체력 회복이 필요하다면 공진단을 함께 처방하게 됩니다.

이명 환자

이명은 '원인이 없는 질병'이라고 알려져 있습니다. 그래서 완벽

하게 치료가 안 되는 경우가 대부분이지요. 양방에서 명확한 치료약이 따로 없다 보니, 이명 환자들은 답답한 마음에 한의원을 찾아오는 경우가 많습니다. 이들의 가장 고통스러운 점은, 소리가 작을 때는 견디지만, 소리가 점점 커지기 시작하면 미쳐버릴 듯 격한 고통을 느끼게 된다는 것입니다. 웅웅거리거나 삐- 소리가 나거나 목욕탕에서 울리는 듯 주변 소리들이 들려올 때면 심각한 스트레스 상태에 놓이게 됩니다.

이명의 원인이 뚜렷하지 않은 것은 사실이지만, 수백 명 이상 치료해본 경험을 토대로 본다면 어느 정도 비슷한 원인이 있습니다. 저도 이명을 앓아본 적이 있는데, 이들은 대부분 '매우 열심히 사는 사람들'인 경우가 많습니다. 자신이 가진 체력보다 더 많은 에너지를 쓰며 치열하게 살기 때문에, 에너지가 고갈되어 이명까지 오게 되는 것이죠.

가뜩이나 체력이 고갈된 상태에서 심한 감기를 앓았거나, 직장에서 엄청나게 스트레스를 받았거나, 집에 상을 당하거나 그 외의 충격적인 일을 겪게 되거나 혹은 지속적으로 해결되지 않는 스트레스 속에 놓이게 되면 이명이 오는 경우가 많습니다. 그리고 이때 무리해서 일을 계속한다거나 격하게 운동을 하면 증세는 더 악화됩니다.

신기하게도 공진단은 이명에 매우 효과가 있습니다. 이명이 발생한 지 얼마 되지 않았거나 간헐적으로 조금씩 나타나는 단계에서는 완치가 되는 경우도 매우 많습니다. 저 역시 6개월 정도 이명을 앓았을 때, 공진단을 복용함으로써 커지던 소리가 줄어들고 결국 괜찮아지는 경험을 했습니다. 이미 이명이 심각한 단계에서는 소리 때문에 일상생활이 힘들 정도가 되는데요. 이런 경우에도 공진단을 복용하게 되면 소리가 현저히 줄어들거나 일상에 큰 지장이 없을 정도로 증상이 완화되는 경우가 많이 있습니다. 초기의 경우 한약과 함께 공진단을 복용하면 완치가 되는 경우도 매우 많습니다.

이명은 무엇보다 체력을 잘 관리하고 스트레스를 해소해주는 것이 중요합니다. 자주 자신을 돌아보며 휴식을 취하고 좋아하는 것을 하며 스트레스를 풀어주어야 합니다. 또 외부로부터 충격이나 자극을 받았을 때는 그냥 넘어가지 않고 심적 안정을 되찾을 때까지 충분한 시간을 갖고 털어내며 휴식을 취하는 것이 중요합니다. 공진단은 다른 어떤 약보다 이명에 큰 도움을 주지만, 일단 증상이 시작되면 매우 고통스러운 병이 이명이기 때문에 미리 잘 예방하는 것이 중요할 것입니다.

업무능력, 집중력이 저하된 직장인

우리 병원을 찾아오는 주요 고객 중 상당수가 변호사, 회사의 CEO, 혹은 관리자들입니다. 이들은 다량으로 공진단을 구매해 장기적으로 복용하는 경우가 많습니다. 변호사와 같은 전문직 종사자들은 특히 공진단을 많이 찾습니다.

한 CEO의 경우, 한 번에 보통 500환 정도를 처방받은 적이 있는데, 60대였던 그분의 주된 증상은 중역 회의를 할 때면 머리가 맑지 않고 자꾸 집중력이 흐트러지는 것이었습니다. 50대까지만 해도 그러지 않았는데 어느 순간부터 회의가 1시간 이상 길어지면 집중력이 크게 떨어지고, 브레인 포그(Brain Fog, 머리가 멍한 증상)가 온다는 것이죠. 이분은 지금까지 5년 넘게, 1년에 200~300환씩 꾸준히 공진단을 복용하며 사업을 잘 이어나가고 있습니다.

신경 써야 할 일이 많고 늘 긴장 상태에 있는 사업가. 그리고 바쁜 업무에 치어 몸을 돌볼 시간이 없는 관리자들. 늘 총명한 상태로 업무를 보아야 하는 전문직 종사자들은 특히 공진단을 필요로 합니다. 리더의 자리에 있는 경우 업무지시를 할 때 또렷한 정신으로 판단력을 발휘해야 하고, 중요한 결정을 내릴 때도 총기가 필요합니다. 또렷또렷, 빠릿빠릿이 중요한 이들이 조금이라도 흐트러지는 상태가 된다면 업무 성과가 떨어지고 스트레스 상태에 놓일 수밖에 없습니다.

공진단은 머리를 맑게 해 집중력을 높이고 흐릿했던 정신이 맑아지기 때문에 이들에게는 필수적이라 할 수 있습니다. 오히려 육체노동보다는 머리를 많이 쓰는 직업일수록 체력이 저하되는 경우가 많습니다. 또 이런 경우, 80%의 기량을 발휘하는 것과 100%의 기량을 발휘하는 것은 결과에서 큰 차이가 나기 때문에, 매사에 상당한 집중력을 요합니다. 그들에게 공진단이 꼭 필요한 이유입니다.

수술 후 회복 환자

이때 '수술'이란 우리가 살면서 받을 수 있는 거의 모든 수술에 해당합니다. 외상이든 내상이든 수술에는 마취가 필요하고, 수술 후 체력이 떨어지는 경우가 많아서 공진단은 체력을 회복하고 기운을 되찾는 데 매우 큰 효과를 발휘합니다.

특히, 젊은 사람들보다는 중년 이후나 노년의 분들은 수술을 받은 후 체력이 잘 회복되지 않는 경우가 많습니다. 가벼운 갑상선암 수술만 하더라도 20~30대들은 수술 후 한 달이면 괜찮아지지만, 40대만 넘어가도 피곤하고 지친 상태가 계속됩니다. 50대가 넘은 분 중에는 수술 후 "매일 잠만 자고 싶다."라고 이야기하는 경우도 많았습니다.

수술은 몸의 아픈 부분을 치료하고 생명을 유지하기 위해서 받게 되는 경우가 대부분인데, 그 이후 체력을 회복하지 못한다면 건강을 찾고 싶다는 목적을 달성하지 못한 것이나 다름없는 생활을 하게 됩니다. 수술이 성공적으로 이루어졌다 하더라도, 이미 우리 몸이 힘겨운 상태에 한 번 놓인 후이기 때문에 이를 회복하기 위한 과정이 필요한 것입니다. 특히 노년의 경우, 수술의 경중과 관계없이 그 과정에서 스트레스를 받고 힘든 경우가 많기 때문에 공진단을 통해 기운을 보충해주면 훨씬 빨리 몸이 회복될 수 있습니다.

몸의 회복은 단순 휴식으로는 힘듭니다. 우리 몸은 자연적으로 치유하는 기능을 갖고 있지만, 수술로 인해 체력이 떨어진 상태에서는 이 기능이 제대로 자동하기가 어렵기 때문입니다. 그래서 체력을 최대한 빨리 정상으로 돌아오게 하는 작업이 필요한 것입니다. 체력만 정상으로 돌아오면 휴식만으로도 회복이 빨라지며, 몸이 스스로 치유하는 기능을 되찾게 되니까요. 이때 도움을 주는 것이 바로 공진단입니다. 이미 병증으로 체력이 고갈된 상태, 또 수술처럼 근본적으로 몸에 무리가 따르는 일을 치른 다음이라면, 공진단을 통해 근본적인 체력과 면역력을 회복시켜주는 일이 필요합니다.

뇌경색, 뇌출혈 이후 재활 환자

뇌경색이나 뇌출혈은 그 이름만으로도 심장을 쪼그라들게 할 만큼 무서운 병입니다. 갑작스럽게 예고도 없이 찾아오거나 한순간 생명을 앗아가 버리기도 합니다. 미리 예방하는 것이 가장 좋고, 관련한 진단을 받았다면 평소 자주 점검을 해서 큰 문제가 발생하지 않도록 해야 합니다.

뇌경색과 뇌출혈이 이미 발생한 경우 운동신경 마비처럼 기능 저하가 오는 경우가 많습니다. 이때 혼자서 재활을 하기는 힘들기 때문에 주로 재활병원을 찾아가 도움을 받게 됩니다. 그곳에서 천천히 걷기, 신체 움직임 운동 등을 통해 몸의 기능을 서서히 회복시켜주게 됩니다. 이러한 재활운동은 짧게는 6개월에서 길게는 1년 정도까지 이어지는데, 대부분이 병을 앓는 것보다 이 과정이 더 힘들다고 토로할 정도로 이 과정은 환자들에게 있어 큰 고역입니다. 그냥 누워있기도 힘든데 잘 움직이지 않는 팔이나 다리를 억지로 움직여야 한다니. 신경 회복을 위해 어쩔 수 없다는 걸 알지만, 그렇다 하더라도 잘 극복이 되지 않을 만큼 힘든 것이죠. 그래서 끝내 재활 훈련을 거부하는 환자들도 있습니다.

뇌경색이나 뇌출혈을 앓은 이들에게 가장 중요한 것은, 초기에 재활치료를 통해 신경을 되돌리고 몸의 기능을 회복하는 것입니다. 시간이 지체될수록 점점 더 힘들어지기 때문에, 최선을 다해 이 과정을 버텨야만 합니다. 이 과정을 겪는 환자들이 공진단을 많이 찾는 이유도 바로 이 때문입니다. 수술 후 재활훈련까지, 엄청난 체력이 요구되는 과정에서 스스로 이 힘을 되찾기는 매우 힘듭니다. 공진단은 이 환자들에게 체력을 올려주어 재활훈련에 좀 더 힘을 실어줍니다. 실제로 공진단의 도움을 받아 재활훈련에 성공하고, 완전히 몸을 회복하는 경우를 많이 보았습니다.

산후 회복이 필요한 여성

산후 회복 중인 여성에게 공진단이 필요한 이유는 바로 '만성피로' 때문입니다. 보통 산후에 가장 큰 고통을 호소하는 부분이 바로 관절통과 붓기입니다. 이 고통이 너무 심하다 보니 제대로 잠도 못 자고 앓는 경우가 많습니다. 밤과 낮 가리지 않고 엄마를 찾는 아이를 돌보느라, 가뜩이나 잠이 부족한데 몸까지 아프다 보니 심적으로도 많이 지치게 됩니다. 이것이 우울증으로 이어지는 경우도 허다합니다.

산후 우울증을 겪는 경우, 보통 심리적인 부분만 다스리면 된다고 생각하는데 실제로 이런 경우 체력을 회복되면 심리적인 부분도 함께 회복되는 경우가 의외로 많습니다. 임신 중 살이 찐다거나 뼈가 시리는 증상, 육아로 인한 피로감 등으로 몸도 처지고 기분도 처지는 증상들이, 체력이 조금씩 받쳐주기 시작하면서 해소되는 것이죠.

공진단을 통해 체력이 올라가기 시작하면 아이를 돌보는 일도 전보다 수월해지고, 숙면을 취하고 통증도 상당히 개선되면서 심리적인 우울감도 많이 해소됩니다. 산후 관리 중에 있는 여성분들 중 공진단을 먹고 "기운이 난다." "이제 좀 살 것 같다."라는 말을 하는 경우가 많은 것도 그 이유 때문입니다. 산후통이 심한 경우 한약과 함께 공진단을 복용하면 훨씬 좋은 효과를 보게 됩니다. 공진단은 보통 수험생이나 갱년기 여성들에게 많이 필요하다고 여겨지는 경우가 많은데, 실제로는 산후 회복 중인 여성에게 매우 좋은 보약이 될 수 있습니다.

심한 불면증으로 인한 전신 쇠약 환자

앞에서도 이야기했듯 불면증 자체는 사실, 한약을 쓰게 되면 호전을 보이는 경우가 매우 많습니다. 하지만 불면증이 낫더라도 이미 오랜 시간 잠을 자지 못함으로써 떨어진 체력은 곧바로 나아지는 것이 아닙니다. 불면증 치료에 공진단을 같이 처방하는 것도 이런 이유 때문입니다.

의외로 불면증을 오래 앓아온 분들은 낮에는 피곤하지 않다고 합니다. 불면증 환자들은 보통 예민한 성향이 있거나, 늘 긴장 상태에서 있어서 잠을 못 자는 경우가 대부분인데 이들은 낮에도 깨어 있고 밤에도 깨어 있어서 24시간 각성 상태에 있을 때가 많습니다. 긴 시간 이런 상태로 있다 보니 피로함을 느끼기보다는 아주 맑은 정신이 아닌 상태에서 오랫동안 깨어 있다고 볼 수 있는 것이죠.

그런데 재밌는 것은, 공진단을 처방받은 분들 중 대부분이 "어째 전보다 더 피곤한 것 같아요!" 하고 말한다는 것입니다. 이는 공진단으로 인해 늘 예민하고 긴장되었던 몸이 풀어지면서 그전까지 느끼지 못했던 피로감을 느끼기 때문입니다. 우리가 시험이 끝나고 나면 긴장이 풀려 힘이 빠지면서 풀썩 주저앉는 것과 비슷한 원리입니다. 그래서 저는 불면증으로 인해 전신 쇠약을 겪고 있는 분들에게는, 공진단을 처방하면서 "일정 기간 동안 전보다 더 피로하다고 느낄 수도 있습니다."라고 반드시 공지해줍니다.

그렇게 한두 달 정도 근본적인 체력이 회복되고 나면 낮에도 힘들지 않고 밤에도 잠을 잘 잘 수 있게 됩니다. 불면증 환자들은 '낮에 그리 졸리지 않아요.'라고 말하지만, 사실 몽롱한 채로 살아가고 있다고 보아야 합니다. 당시엔 멀쩡하다고 생각했지만, 불면증이 다 치료되고 나면 "그때 내가 정말 몽롱한 채로 살았던 것 같아요."라고 말하는 경우가 많습니다. 불면증은 오래 둘수록 점점 더 몸에 큰 문제들을 가져오기 때문에, 반드시 조기에 치료하여 건강한 일상을 회복하는 것이 좋습니다.

비염, 중이염, 대상포진 등 만성 면역력 저하 환자

코로나19 팬데믹으로 전 인류가 큰 고통을 겪었습니다. 많은 사람들이 이 바이러스에 감염되기도 했는데요. 비슷한 환경 속에 놓여 있어도 감염이 되는 경우가 있는가 하면, 건강하게 이 시기를 잘 지나온 경우도 있었습니다. 코로나19뿐 아니라 대부분의 바이러스는 면역력이 떨어진 사람에게 침투합니다. 평소 면역력이 높고 잘 관리가 된 사람은 감기에도 잘 걸리지 않을 뿐 아니라, 비염, 중이염, 대상포진 등 면역력과 관련된 질환으로부터 안전합니다.

우리가 흔히 체력이라고 말할 때는, 그 속에 '면역력'이 포함된다고 보아야 합니다. 체력이 좋은 사람이 면역력이 약한 경우는 거의 없기 때문입니다. 즉, 이 말은 체력을 보강해주면 우리 몸의 전반적인 면역력 역시 개선된다고 볼 수 있습니다. 개선될 뿐 아니라 나아가 여러 질병들로부터 우리 몸을 보호하고 예방할 수 있게 됩니다. 체력이 약한 사람들은 쉽게 질병에 걸리며, 잘 낫지도 않는다고 볼 수 있습니다.

공진단은 체력을 올리는 데 탁월한 효과를 보입니다. 공진단을 꾸준히 복용한 분 중에는 비염, 중이염, 대상포진 등의 면역력 관련 질환이나, 기타 다른 질환에도 잘 걸리지 않고 오랫동안 건강을 유지하는 분이 많습니다. 평소 충분한 영양 섭취와 건강한 생활패턴을 가지고 있다면 약이 필요 없겠지만, 현대인들은 대부분 그렇지 못하기 때문에 의술의 도움이 필요합니다. 공진단은 체력 증진을 통해 면역력을 높여주고, 우리를 질병으로부터 보호하는 역할을 합니다. 이미 만성 면역력 저하로 고통받는 경우에도 공진단을 통해 체력을 보강해주면 상당히 증상이 호전되는 경우가 많습니다.

우리 몸은 매우 똑똑해서 체력만 잘 채워준다면 스스로 병을 낫게 합니다. 공진단은 고갈된 체력을 부스팅하여 시동을 거는 역할을 해줍니다. 우리 몸이 스스로 병을 치유할 수 있도록 도와주기 때문에, 내 몸이 지금 면역력 저하 상태에 놓여 있다고 판단된다면 가능한 한 빨리 진단을 받고 체력부터 올려야 할 것입니다.

구안와사 환자

갑자기 입이 돌아가거나 몸의 한쪽 부분들이 마비되어 움직이지 못하는 경우를 보았을 것입니다. 이를 '구안와사'라고 하며, 얼굴의 한쪽 신경이 마비되거나 안면의 삐뚤어짐으로 나타나는 경우가 대부분입니다. 전조 증상이 있는 경우도 있지만, 갑작스럽게 나타나기도 하지요. 저를 찾아오는 환자들을 보면, 갑작스러운 집안의 우환으로 충격을 받은 사람도 있지만 대부분 과중한 업무, 육체적 피로감으로 인해 나타나는 경우가 많았습니다. 즉, 증상만이 갑작스러운 것일 뿐 그 원인은 오래된 것일 수 있다는 뜻입니다.

구안와사가 오면 밥을 먹는 것도 힘들고 표정도 일그러져서 대인관계에도 문제가 발생합니다. 상당히 예민해져서 정신적 스트레스로 이어지는 경우도 많이 있습니다. 곧바로 치료가 되는 것이 아니라는 점도 환자의 마음을 힘들게 합니다. 오래 방치하거나 이 병원 저 병원을 전전하다 뒤늦게야 제대로 치료를 받게 되어 얼굴이 제대로 돌아오지 못하는 경우도 꽤 많습니다.

구안와사는 초기 치료가 정말 중요합니다. 만약 한 달 이내에 90% 정도를 회복하면 후유증이 거의 남지 않습니다. 보통 후유증이 남을 확률이 20~30% 정도 되는데, 이런 경우 앞에서 말했듯 얼굴에 흔적이 남아 환자들이 매우 스트레스를 받게 됩니다. 따라서 무조건 초기에 치료를 받아야 합니다. 의외로 환자들이 이 부분을 안일하게 생각하는 경우가 많은데, 한 달 내로 치료가 이루어지지 않으면 대부분의 경우 후유증이 남는다고 보아야 합니다.

구안와사 치료에는 특히 공진단을 함께 처방합니다. 구안와사를 일으킨 장기적인 원인들을 치료함과 동시에 공진단을 통해 체력을 끌어올리면 훨씬 회복이 빨라지기 때문입니다. 한 달 이내에 구안와사 치료와 함께 공진단을 복용한 경우, 거의 100% 회복되는 것을 보았습니다. 구안와사는 미리 스트레스 관리를 잘 해주는 것이 무엇보다 중요합니다. 또한 전조증상인 눈밑 떨림, 얼굴근육 떨림, 귀 뒤쪽 통증, 혹은 이를 동반한 목 통증 등의 전조 증상이 나타난다면 하루빨리 병원을 찾아 진단을 받아보아야 할 것입니다.

교통사고 후 회복 환자

크든 작든 교통사고는 트라우마를 가져오기 때문에 일생에 한 번이라도 겪지 않는 것이 좋습니다. 하지만 그것이 어디 뜻대로 되던가요. 우리는 뜻하지 않게 교통사고를 당하는 경우가 있습니다. 내가 운전자로서 당할 때도 있고, 다른 사람의 운전 과실로 인해 당하기도 합니다. 특히, 교통사고는 매우 경미하다 하더라도 후유증이 남기 마련인데, 사후에 이 후유증을 잘 관리해주지 않으면 나중에 뜻하지 않은 시기에 증상들이 나타나는 경우가 있어 미리 잘 잡아주어야 합니다.

교통사고를 당하면 보통 우리 몸은 뼈가 틀어지는 것을 막기 위해 곧장 인대와 힘줄이 굳어집니다. 이때 인대와 힘줄이 몇천에서 몇백 개 가닥까지 손상이 일어나게 됩니다. 그래서 교통사고는 일어난 직후보다는 시간이 흐르면서 더 아픈 것입니다. 긴장했던 몸이 서서히 통증 신호를 보내오기 때문입니다.

손상된 인대와 힘줄을 회복하고, 순간 긴장해서 굳어진 근육들을 풀기 위해서는 무엇보다 에너지가 필요합니다. 이때 몸은 극심한 피로 상태에 놓여 있기 때문에 공진단이 도움이 될 수 있습니다. 즉, 공진단이 다친 몸을 회복할 때 몸이 처지는 것을 도와주어 회복이 훨씬 수월하게 만들어주는 것입니다. 특히 나이가 좀 든 사람들에게는 더욱 효과적입니다. 몸이 빨리 회복되어야 사고 당시 받았던 충격으로부터도 빨리 벗어날 수 있습니다. 당장은 느끼지 못하더라도 교통사고는 우리 몸을 큰 스트레스 상태에 빠뜨렸다고 보기 때문에, 체력 보강을 통해 빨리 회복하는 것이 무엇보다 중요합니다.

항암치료 전후의 환자

의학이 아무리 발달해도 여전히 숙제로 남아있는 것이 바로 '암'입니다. 위암이나 갑상선암 등 예전보다는 훨씬 수술 경과가 좋고 완치율이 높아진 암도 있지만, 늦게 발견하면 긴 시간 항암치료를 하며 경과를 지켜보아야 하는 등 긴 싸움을 견뎌야 하는 암도 여전히 많습니다.

수술을 통해 암을 제거할 수 있는 상태라면 그나마 다행이지만, 수술 전후로 반드시 항암치료를 선행해야 하는 경우가 있습니다. 항암치료는 그 과정에서 암세포와 함께 정상 세포도 죽이기 때문에 몸이 쇠약해지는 경우가 많습니다. 항암치료는 실제로 체력 소모가 매우 큰 치료이며, 이때 입맛이 떨어지고 심리적으로도 침체되어 전체적으로 기력을 잃게 됩니다. 항암치료 전후의 환자들이 공진단을 많이 찾는 이유도 여기에 있습니다.

항암치료를 받기 전에는 미리 체력을 올려두기 위해서 복용하고, 항암치료 중에는 그 과정을 어떻게든 잘 이겨내기 위해서 복용합니다. 그리고 항암치료가 끝나고 난 후에도 서서히 체력을 올리며 정상적인 컨디션으로 회복하는 과정이 필요한데, 그때도 공진단이 매우 탁월한 효과를 발휘합니다. 공진단이 암 환자에게 쓰인다는 것은 의외로 잘 알려져 있지 않은데, 항암치료 전후와 모든 과정에서 매우 좋은 효과를 발휘하기 때문에 적극적으로 추천합니다.

만성통증 환자

저를 찾아오는 분 중에는 "이유 없이 여기저기가 쑤시고 아프다." 라고 말하는 분들이 꽤 많습니다. 특히 50대가 넘은 분들은 노화 증상으로 인한 통증이 시작된 경우가 많은데요. "어디가 정확히 아프세요?"라고 물어보면 "그냥 나는 다 아파."라고 말하는 어르신들을 많이 보게 됩니다. 이런 경우, 원인이나 정확한 부위를 짚을 수 없을 때가 많습니다. 하지만 확실한 건 혈류가 막히고 체력이 떨어지거나 다양한 요인으로 몸에 염증이 생긴 것이 요인이 되어 몸에 만성

통증(오래 지속되어 쌓인 통증)이 유발되는 경우가 상당히 많다는 것입니다.

제가 이분들에게 공진단을 처방하는 것은 공진단이 통증을 막아주기 때문이 아닙니다. 실제로 통증을 일시적으로 막아주는 약은 완치적인 관점에서 보았을 때 큰 의미가 없습니다. 그러므로 이때 중요한 것은 우리 몸에 혈류가 공급되게 하고 염증을 제거하는 것입니다. 우리 몸은 염증이 생길 때 스스로 이를 치료하기 위한 작용을 하는데, 이때 많은 에너지를 필요로 합니다. 따라서 체력이 떨어진 노년기 분들이나 질병 가운데 있는 분들은 이런 통증을 이겨내기가 쉽지 않습니다.

공진단은 우리 몸이 자생적으로 치유하는 기능을 회복하는 데 도움을 줍니다. 통증 때문에 몸이 처지고 힘들다고 호소하는 분들에게 혈류를 공급할 수 있게 도와주고 체력을 개선해주니 금방 호전되는 것을 보았습니다. 즉, 공진단이 우리 몸 스스로 이런 통증들을 치료해나가는 데 필요한 에너지를 보완해주는 역할을 하는 것입니다.

성 기능이 저하된 남성

공진단은 성 기능 저하의 고민을 가진 남성들에게 큰 도움이 되는 약입니다. 성 기능 저하는 기본적으로 체력 저하와 관련이 매우 큽니다. 만성피로인 줄도 모르고 살아온 분들이 그저 성 기능이 떨어졌다고만 생각하고 고민을 안고 오지만, 체력을 올렸을 때 성 기능이 회복되는 경우를 매우 많이 보았습니다. 이때 성 기능은 발기와 지속성 둘을 모두 의미하는데, 이 두 가지가 모두 크게 개선된다고 볼 수 있습니다. 40대 중후반부터 60대까지, 많은 남성분들이 공진단의 효력을 경험한 바 있습니다.

노환으로 거동이 쉽지 않으신 분

나이가 들면서 "집 밖으로 한 걸음도 못 나가겠다."라고 힘겨움을 호소하는 분들이 많습니다. 심지어 밥도 억지로 떠서 먹고, 하루 종일 누워만 있기도 합니다. 힘이 워낙 없다 보니 작은 움직임도 힘겨운 것이지요. 심한 경우 화장실에 갈 때도 자녀가 부축을 해드려야 할 정도인데, 이때 자녀보다도 환자 자신이 스트레스를 더 많이 받아서 심신이 모두 쇠약해지는 경우가 많습니다.

이런 경우 공진단이 큰 도움이 됩니다. 실제로 "이제 집 밖에 나와 친구들도 만난다."라며, 이제는 가족의 도움 없이 화장실도 혼자 가고 입맛도 돌아왔다며 기뻐하시는 피드백을 많이 받는데요. 놀라운 것은, 이런 분들이 의외로 주변에 정말 많다는 것입니다. 체력이 많이 떨어진 데다 노환이 오면 '이대로 괜찮은 걸까?' 걱정부터 하게 되는데, 공진단을 복용해 체력을 끌어올리면 언제 그랬냐는 듯 호전되기도 하기 때문에, 가능한 한 빨리 도움을 받는 것이 좋습니다.

임신 준비 중인 여성

옛날에는 20대에 임신을 하는 것이 정설이었지만, 이제는 40~50대도 임신을 하는 세상이 되었습니다. 결혼 적령기 자체가 늦어졌고 그만큼 아이를 천천히 갖게 되는 일이 비일비재해진 것이지요.

양방에서는 뚜렷한 방법이 없어 임신을 갈망하는 여성분들 중 한의원을 찾는 경우가 꽤 많습니다. 노산인 경우뿐 아니라 몸 상태가 원래 좋지 않아서 임신이 힘든 경우, 또 임신을 준비하고 있는데 생리 주기가 일정치 않거나 혈이 줄어드는 등 자궁의 상태가 좋지 않다고 느낄 경우, 임신을 못 하게 되거나 혹 하더라도 아이에게 좋지 않은 영향이 가지 않을까 걱정을 하게 되는 것이지요. 그래서 임신을 하기 전에 몸을 먼저 건강하게 만들고자 하는 경우가 많습니다.

공진단에는 녹용, 당귀 등 자궁에 좋은 약재들이 함유되어 있기 때문에 임신을 준비하고 있는 여성에게 많은 도움이 됩니다. 엄마의 몸을 건강하게 준비한 상태에서 아기를 맞아야 산모와 아기 모두 건강하게 만날 수 있습니다. 공진단은 기본 체력을 올릴 뿐 아니라 특히 자궁 건강을 회복하는 데 도움을 주므로, 임신을 준비하는 여성에게 꼭 필요하다고 볼 수 있습니다.

만성편두통 환자

'지긋지긋한 두통'이라는 광고카피를 본 적이 있을 것입니다. 두통은 잦거나 오래 지속될 경우 일상을 괴롭힐 만큼 힘든 고통을 안겨줍니다. 진통제를 복용하더라도 이는 일시적일 뿐, 다시 머리가 아파 오면 감당하기가 힘듭니다. 이렇게 만성으로 편두통을 앓고 있는 경우 총명탕을 권합니다. 뇌 쪽으로 가는 혈류를 개선하고 에너지를 끌어올리기 때문에 통증을 완화하는 데 도움이 되기 때문입니다. 또 두통과 함께(혹은 별도로) 머리가 맑지 못한 증상을 호소하는 분들께는 수석공진단을 권합니다. 이 역시 혈류를 개선하기 때문에 탁한 머리를 맑게 하고 집중력을 높여주는 효과를 볼 수 있습니다.

수족냉증, 손발저림이 있는 환자

손, 발뿐 아니라 배까지… 기본적으로 몸이 찬 분들은 혈액순환에 문제가 있는 경우가 대부분입니다. 수족냉증, 손발저림을 겪는 환자들이 공진단을 복용하고 나면 "팔다리에서 뭔가 흐르는 듯한 느낌이 든다."라고 말합니다. 혈류가 개선되어서 혈액순환이 원활해져서 그렇습니다. 공진단의 장점은 무엇보다 효과가 오래간다는 것인데, 혈액순환이 안 되어 매사에 힘들었던 분들도 공진단을 복용함으로써 매우 오랫동안 증상이 개선되는 경험을 했다고 합니다. 공진단을 먹으면 몸이 전체적으로 따뜻해지기 때문에, 평소 배가 찬 등 '냉증'을 가진 모든 사람에게 효과가 탁월합니다.

해외여행 전후

개인적인 경험을 통해 터득한 것인데, 공진단은 해외여행을 앞두고 있거나 혹은 다녀온 이후에 매우 좋습니다. 그래서 강력하게 권하고 싶습니다. 해외여행을 가면 비행(혹은 장거리 이동)을 한다는 것 자체만으로도 피곤하지만, 종종 시차 때문에 더 큰 어려움을 겪게 됩니다. 이동 거리도 있는 데다 잠자리까지 바뀌니 얼마나 피곤할까요. 게다가 적응할 만하면 다시 돌아와야 하니, 겹겹이 체력 소모가 일어납니다.

이때 공진단은 매우 도움이 됩니다. 여행을 가기 전부터 미리 체력 소모에 대비할 수가 있고, 여행을 하는 동안에도 훨씬 개운한 느낌으로 지낼 수 있게 도와줍니다. 피로도 때문에 여행을 제대로 즐기지 못하는 사람도 의외로 많은데, 공진단을 먹으면 그 부분에서 크게 효과를 볼 수 있습니다.

멀리 떠났다 돌아오면 역시 시차 적응이 힘들 때가 있지요. 비단 시차뿐 아니라 긴장 상태에서 지낸 며칠(혹은 그 이상)로 인해 몸도 바짝 굳어 있을 것입니다. 이때 공진단을 복용해주면 체력이 빠르게 회복되면서 몸이 수월하게 원상복귀하게 됩니다. 시차에 다시 적응하느라 지친 몸이 일상으로 빨리 돌아오도록 하는 데는 공진단 만큼 좋은 처방이 없습니다. 여행자들의 필수품이라고 해도 과언이 아닐 것입니다.

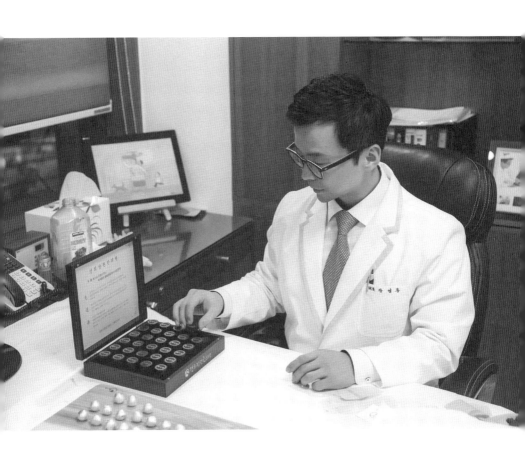

"당신은 충분히 건강해질 수 있습니다"

사랑하는 사람을 위해 만들어진 최고의 보약!
많은 환자들에게 행복한 삶을 선물해준
공진단 이야기

Part 5

•

당신이 오래오래
건강하면 좋겠습니다

拱辰丹

몸과 소통하고
몸에게 예의를 다한다는 것

● 몇 년 전부터 서점가에서는 '돈' '부자' '재테크'와 관련된 책이 인기를 끌었습니다. 아직도 그 열기가 식지 않고 있는데요. 코로나 팬데믹이 장기간 지속되면서 더욱 관심이 집중되기도 했지요. 그 책들은 다양한 방식으로 부를 이룬 사람들이 '부자가 되는 법'에 대한 저마다의 노하우를 담아내고 있습니다. 저는 그 책들을 보면서 큰 부자든 작은 부자든 '돈'이라는 목표를 향해 차곡차곡 열매를 쌓으며 온 사람들이 참 대단하다고 여겨졌습니다.

우리는 살면서 많은 꿈과 목표를 가지게 됩니다. 그중에서도 빠지지 않는 것이 바로 '부(富)'에 대한 꿈입니다. 일전에 어떤 책에서 그런 이야기를 읽은 적이 있습니다. 경제적인 문제로 고통을 받던 부부가 상담을 받으러 왔는데, 정작 남편은 "나는 돈에 관심이 없다. 돈이 없어도 행복하게 살 수 있다."라고 말하더라는 것입니다. 돈이 없어서 자주 불편함을 느끼고, 그로 인해 아내와 늘 사이가 좋지 않으면서도 자신은 정작 돈에 관심이 없고 부자가 되고 싶다는 생각은 한 번도 해본 적이 없다고 이야기했다고 합니다. 오랜 상담 끝에 어린 시절 환경적인 요인 때문에 '돈'을 탐하는 것이 '나쁘다'라고 인식된 사실을 알 수 있었다고 합니다.

부자가 되고 싶다는 꿈은 결코 잘못되었거나 나쁜 것이 아닙니다. 많은 사람이 부자를 꿈꾸는 것은 돈이 우리를 많은 불편함에서 해방해주고, 원하는 대부분을 이룰 수 있게 해준다는 것을 알기 때문입니다. 돈 때문에 힘든 일을 겪거나 하기 싫은 일을 억지로 하지 않아도 될 테고요. 저 역시 한의사로서 사람들의 몸을 건강하게 만드는 일에 큰 성취감을 느끼고 제 꿈을 이루었다고 느끼지만, 동시에 많은 돈을 벌어 좋은 곳에 사용하고 가족들을 행복하게 해주고 싶다는 목표 또한 늘 가지고 있습니다.

언젠가 저는 '부자가 된다'는 것의 정의에 대해 깊이 생각해본 적이 있습니다. 쉽게 말해 '진짜 부자가 된다는 것'에 대해서 말이죠. 옛말로 곡간에 곡식이 많이 쌓여서 큰 부자가 된다면 정말 좋을 것입니다. 가족들에게 원하는 것을 모두 해줄 수 있음은 물론, 나 자신의 꿈도 쉽게 이룰 수 있을 것입니다. 하고 싶은 일을 하면서(혹은 일을 하지 않으면서) 원하는 방식의 삶을 살 수 있을 테고요. 나아가 주변에 힘든 사람들을 도우며 좋은 일도 많이 할 수 있을 것입니다. 생각만 해도 가슴 따뜻하고 행복한 일입니다.

그런데 사람의 몸을 다루는 사람으로서 그런 생각을 해보았습니다. 만약 우리가 건강하지 않다면 돈이 많은 게 소용 있을까? 몸의 어느 한 부분이라도 불편하고 내 뜻대로 말을 듣지 않는다면, 곡간에 쌓아둔 많은 곡식이 다 무슨 소용이 있을까. 맛있는 음식도 먹을수 없고, 좋은 곳에도 가볼 수 없으며, 하고 싶은 일도 제대로 할 수없고, 갖고 싶은 것을 가진들 제대로 사용할 수도 없다면…. 저는 그런 생각들을 쭉 해보면서 '진짜 부자'에 대한 정의를 다시 내려보게되었습니다.

물론 건강하기만 하다고 해서 모든 걸 가졌다고 말할 수는 없습니다. 하지만 확실한 사실은 건강하지 않다면 아무리 많이 쌓아 올린 부도 하루아침에 무용지물이 되고 만다는 것입니다. 돈을 갖고건강을 잃으면 결국엔 모든 걸 잃게 되지만, 건강이 있다면 부는다시 쌓아 올릴 수 있습니다. 건강한 몸은 우리에게 용기를 주고자신감을 주고 한 발 더 앞으로 나아갈 수 있는 힘을 줍니다. 그래서 저에게 '진짜 부자'의 정의는 '건강한 몸과 마음의 바탕 위에서많은 부를 쌓아 올린 사람'입니다. 여기엔 당연히 '건강한 몸'이 먼저 전제가 되어야 합니다. 건강한 몸은 우리에게 생각보다 많은 것을 가능케 합니다.

얼마 전 읽은 《사랑하는 나의 몸에게》라는 책에서 매우 감동적인이야기를 읽었습니다. 저자는 사람들의 아픈 마음을 만져주는 심리상담사였습니다. 그는 항상 건강한 마음이 우리의 정신과 몸을 지배한다고 여기며 살아왔습니다. 늘 바쁜 일정에 치어 살던 어느 날그는 큰 교통사고를 당하게 되었습니다. 척추와 머리가 망가지고 손가락 하나 스스로 움직일 수 없을 정도로 몸이 망가진 그는 오랜 시간 병원에서 재활치료를 받고 집으로 돌아와야 했습니다. 그 후에도 모든 일정을 취소하고 몸을 돌보는 일에 집중해야 했습니다. 그는 매일 산책을 하며 자연과 소통하고, 몸의 작은 부분에까지 귀를 기울이면서 놀라운 사실을 깨달았다고 합니다. 바로 마음의 건강이 몸의 건강을 지배하기도 하지만, 반대로 몸의 건강이 마음의 건강을 지배하기도 한다는 것을요. 그리고 이렇게 말했지요.

"마음을 다스려 고치려 하는 대신 나의 시각, 후각, 미각, 청각, 그리고 촉각을 정화하는 일부터 시작하는 게 먼저다. 그러면 자연스럽게 마음이 다스려진다."

우리는 몸과 마음이 건강할 때 많은 것을 이루어낼 수 있습니다. 아니, 몸과 마음이 건강하다면 무엇이든 이루어낼 수 있습니다. 진짜 부자가 되고 싶다면, 지금 나의 몸이 건강한지부터 점검해보세요. 먼저, 우리의 몸에 귀를 기울이고 '아프다'라고 말하는 신호를 들어보아야 합니다. 저는 수많은 사람을 만나면서 우리 몸이 보내는 작은 신호를 무시한 채 오랫동안 그냥 두었다가 몸과 마음이 무너지고 삶까지 무너지는 모습을 보았습니다. 삶의 많은 것들이 빠를수록 좋지만 건강을 지키는 일은 더욱 그렇습니다. 저는 이 글을 읽는 모든 이들이 오래도록 건강하게 행복하기를 바랍니다. 그러기 위해 매일 몸과 소통하고 몸에게 예의를 다하며 몸을 지키는 일에 절대 소홀하지 않기를 바랍니다. 그것이 바로 제가 이 순간에도 더 좋은 약을 만들기 위해 노력하고, 끊임없이 공부하는 이유입니다.

건강을 지키는
가장 기본적인 방법

● 일전에 부모님께서 그런 말씀을 하신 적이 있습니다. 사람을 볼 때는 "잘 웃고, 잘 먹고, 잘 자는지를 보아라."라고요. 어릴 때는 그 말이 크게 와닿지 않았습니다. 누구나 다 그런 것 아닌가, 생각하기도 했고요. 하지만 어른이 되고 보니 이 세 가지를 잘 지키며 사는 사람을 만나는 게 참 힘들다는 사실을 알게 되었습니다. 거리를 걷다 보면 늘 인상을 쓰고 있거나 심각한 표정의 사람들을 만나게 됩니다. 너무 많이 먹는 과식, 폭식을 앓고 있거나 잘 먹지 못하는 섭식장애를 겪는 사람들도 자주 보게 되고요. 또한 과도한 스트레스와 기타 이유로 불면증을 앓는 사람도 많이 볼 수 있습니다. 현대인들에게 매우 빈번하게 일어나는 질환들이지요.

생각해보면 잘 웃는다는 건 긍정적인 사람이며 자신의 삶에 행복감을 느끼는 사람임을 의미합니다. 잘 먹는다는 건 소화 기능이 좋고 몸이 건강하다는 것을 의미하고요. 잘 잔다는 건 스트레스에 강하고 걱정근심을 잘 털어내는 사람임을 의미합니다. 그러니 이런 사람을 만난다는 건 나이가 들어갈수록 참 쉽지 않은 일이라는 사실을 체감하게 됩니다. 저 역시 잘 웃고, 잘 먹고, 잘 자는 사람인지 항상 점검해보게 됩니다.

우리가 '건강하다'라고 할 때는 많은 기준을 생각하게 되는데, 가장 중요한 것은 소화가 잘되고 몸의 대사가 정상적으로 작동하는 것을 의미합니다. 앞에서도 이야기한 적이 있지만, 우리 몸은 자연 치유력을 가지고 있습니다. 놀랍게도 우리 몸의 곳곳은 매우 정교하게 만들어져 있어서 상처를 입어도 세포들이 재생하며 치유하고, 많이 사용하여 노화되거나 낙후되는 부분들도 재생을 통해 복구하게 됩니다. 위장의 경우 역시 염증이 생기거나 상처를 입게 되면 세포들이 주기적으로 재생하면서 복구를 하게 되지요. 그 일들은 주로 새벽에 일어나기 때문에 밤 11시에서 새벽 2시 사이에 질 좋은 수면을 취하는 것이 중요하다고 이야기하는 것입니다.

이야기가 나왔으니 이어서 하자면, 이 장에서 저는 우리 몸을 건강하게 지키는 가장 기본적인 원칙에 대해서 간단하게 짚어주려고 합니다. 사람의 몸은 저마다 가지고 태어나는 DNA에 따라 차이가 있긴 합니다. 그래서 공진단은 유독 체력이 약한 사람에게 도움이 되며, 우리가 알지도 못하는 사이 우리를 침범하는 다양한 질환들로부터 우리를 보호하며, 체력을 회복시켜주는 역할을 합니다. 하지만 몇몇 경우를 제외하고 우리 몸은 이 세 가지만 잘 지켜도 건강할 수 있습니다. 보통 건강을 위한다고 할 때는 거창한 무엇을 생각하지만 절대 그렇지 않습니다. 우리 몸은 화초와 같아서 매일 햇빛을 받고 물을 주면 예쁜 꽃을 피우며 건강하게 자라납니다. 하지만 하루라도 소홀히 하면 금세 시들하게 되고 그 기간이 길어질수록 빛을 잃어가게 되지요. 그래서 매일 신경 써주는 것이 중요합니다.

물론, 노화는 막을 수 없습니다. 그것은 자연스러운 현상입니다. 하지만 종종 우리는 60대에도 40대의 몸 상태라는 진단을 받는 사람을 보게 됩니다. 그의 이야기를 들어보면 특별한 약을 먹었거나 구하기 힘든 음식들을 특별히 먹어서 그렇게 된 것이 아닙니다. 제가 지금부터 말하려는 원칙들을 하루도 빠짐없이 잘 지키며 왔기 때문이지요. 노화를 막을 수는 없지만, 젊음을 더욱 길게 유지할 수는 있다는 뜻입니다.

첫째, 좋은 식습관을 유지한다

너무 뻔한 이야기인가요? 하지만 '먹는 것이 곧 나다'라는 말처럼 우리 몸은 먹는 것으로 인해 형성됩니다. 가끔 "나는 건강 지키려고 좋은 음식만 먹는 대신, 먹고 싶은 것 다 먹고 빨리 죽는 게 낫다."라고 말하는 사람을 보게 됩니다. 하지만 그는 몸이 아플 때의 고통을 겪어보지 못해서 그렇습니다. 저를 찾아오는 수많은 환자들이 이야기합니다. "제발 이 고통에서 해방되게 해 달라."라고 말입니다. 우리의 몸에 문제가 생겼을 때 가장 먼저 신호를 보내는 곳은 바로 소화기관입니다. 우리 몸은 소화효소와 장기의 운동을 통해 소화를 하게 되는데, 그중 어떤 것에라도 문제가 생긴다면 정상적인 소화를 할 수 없게 됩니다. 주로 스트레스를 받거나 소화에 나쁜 영향을 주는 음식을 지속적으로 먹게 되면 그런 일이 일어나지요.

좋은 식습관이라는 것은 우리의 소화기와 몸 전체에 나쁜 영향을 주지 않는 좋은 음식을 먹는 것, 그리고 급하게 먹거나 과식, 폭식하는 습관을 줄이는 두 가지 모두를 의미합니다. 여기서 '좋은 음식'이란 요즘 유행하는 '저탄고지'를 의미하거나 특정 음식을 뜻하는 것은 아닙니다. 무엇보다 나 자신의 체질을 잘 검사하고 나에게 맞는 음식을 섭취하는 것이 중요합니다. 또한 우리 몸은 충분한 영양을 섭취해야 모든 세포들이 정상적으로 일을 합니다. 인스턴트를 비롯한 몸에 해로운 음식은 줄이고, 영양이 충분한 음식을 골고루 섭취할 수 있도록 해야 합니다.

둘째, 질 좋은 수면을 충분히 취한다

잠은 보약이라고 말합니다. 밤을 새워가며 공부하던 시절에는 늘 수면 부족에 시달립니다. 저 역시 잠자는 시간을 줄여 긴 시간 공부를 해오다 보니 머리만 대면 곧장 잠이 들고, 시간만 나면 잠을 자고 싶어 했지요. 하지만 어른이 되면서 상황은 달라졌습니다. 저뿐 아니라 많은 20~30대들을 보면 늦은 시각까지 일하거나 회식 등의 자리에 참여하면서 바쁜 시간을 보냅니다. 특히 스마트폰이 활성화되면서 밤늦은 시간까지 다양한 동영상을 시청하고 게임을 하는 모습도 많이 보게 됩니다. 그러다 보면 어느새 새벽 두세 시가 훌쩍 넘기도 하지요.

하지만 잠을 제대로 못 자는 현대인들은 만성피로에 시달리게 됩니다. 처음에는 그저 조금 피곤한 거겠지 생각하지만, 이는 곧 심각한 문제로 이어집니다. 우리 몸은 잠을 자야 하는 밤 11시에서 새벽 4시 사이에 많은 일이 일어납니다. 낮 동안 여기저기 무너진 여러 부분을 복구하고 재생하는 시간이지요. 미인은 잠꾸러기라는 말도 여기서 비롯됩니다. 피부가 재생하는 밤 11시에서 새벽 2시 사이엔 반드시 숙면을 취해야 우리 피부가 건강하게 유지됩니다.

더불어 잠을 잘 자지 못하면 우리 몸의 세포들이 복구하지 못하는 동시에 두뇌 또한 활성화되지 못합니다. '브레인포그'라고 하여 머릿속이 안개가 낀 것처럼 뿌연 상태가 오래 지속되면서, 창의적이고 맑은 생각을 하지 못할 때도 많이 있습니다. 이 상태를 오래 겪은 사람은 쉽게 회복이 되지 않아 어려움을 호소하곤 합니다.

따라서 반드시 밤 11시에서 새벽 4시 사이에는 깊은 수면을 취하도록 합니다. 잠자기 직전에 음식을 먹거나 격한 운동을 하는 일은 피하고, 1시간 전부터 잠들 준비를 하는 것도 중요합니다. 베스트셀러인 《미라클모닝》에도 나오지만 숙면을 취할 분위기를 만드는 것이지요. 스마트폰을 멀리하고 다음 날 해야 할 일을 떠올리며 기분 좋게 잠자리에 듭니다. 이 작은 습관이 결국 우리 몸의 건강을 좌지우지하고, 나아가 삶의 성공과 실패를 나눈다는 사실도 잊으면 안 될 것입니다.

셋째, 적당한 운동을 꾸준히 한다

저는 복싱이라는 새로운 운동에 도전해본 적이 있습니다. 그동안 해보지 못한 새로운 분야에 도전한다는 것은 설레면서도 신나는 일이지요. 자신에게 있는지 몰랐던 새로운 모습을 발견하기도 하고, 큰 성취감을 맛보기도 합니다. 물론, 작은 좌절도 따를 수 있고요.

어쨌든 우리의 몸은 늘 적당한 운동을 필요로 합니다. 여기서 중요한 것은 '적당한'입니다. 가끔 무리하게 운동을 해서 몸을 피로하게 만드는 것을 보게 되는데, 활성산소가 과다하게 나오게 되면 우리 몸은 빨리 노화하게 됩니다. 몸이 피로해 잠이 제대로 오지 않을 정도로 무리한 운동은 오히려 건강을 해칠 수 있습니다. 반대로 몸을 너무 움직이지 않는 것도 문제가 됩니다. 적당한 운동은 스트레스를 해소해주고, 몸에 활력을 찾아줍니다. 자신이 즐길 수 있는 운동을 찾아 적당한 시간 동안 매일 꾸준히 하는 것이 좋습니다. 요가, 수영뿐 아니라 산책까지⋯ 자신의 상황에 잘 맞는 운동을 골라 꾸준히 실천한다면, 우리 몸은 오래도록 건강함을 유지할 수 있습니다. 다이어트로 고민하는 분들이 저를 많이 찾아오는데, 갑작스러운 식이조절과 운동 증가로 체중을 줄였다가 다시 요요가 오는 경우가 많이 있습니다. 습관은 같은 행동을 3주간 지속해야만 생기는 것이라고 하지요. 작심삼일이 되지 않도록 3주 이상 꾸준히 유지한다면, 우리 몸은 살이 찌지 않는 체질로 바뀔 것입니다.

우리의 건강을 유지하는 비결은 거창한 데 있지 않습니다. 잘 먹고 잘 자는 것. 그리고 적당히 우리 몸의 스트레스를 풀어줄 운동을 하는 것. 그것만 잘 지켜도 됩니다. 또한 이 세 가지를 시작하는 것은 빠를수록 좋습니다. '나는 이미 너무 아픈 데가 많은데?' '나는 너무 바쁜데?' '나는 의지가 약한데?' 하지만 이 모든 것을 뒤로하고 오늘부터 조금씩 목표를 세우고 실천해보세요. 목표는 작게 세워서 성취감을 맛본 후 조금씩 늘려가도 늦지 않습니다.

저는 좋은 약을 만들기 위해 노력하고, 환자가 궁극적으로 건강을 찾도록 진단하고 치료해주는 일을 하는 의사입니다. 하지만 가능한 한 약을 먹지 않고, 의술에 기대지 않을 수 있는 몸이 되기를 바랍니다. 우리 몸은 자연치유력이 있고, 위에서 말한 원칙만 잘 지킨다면 건강한 몸으로 살 수 있습니다. 건강할 때 건강을 지키는 것이 지혜 중의 지혜라는 사실. 꼭 기억하길 바랍니다.

공진단을 효과적으로 섭취하기 위한
건강 팁 5

1. 체질과 건강상태를 반드시 체크한다

공진단의 효능으로는 원기 회복, 체력 증강, 면역력 증진, 장부 기능 향상 등이 있는데, 이러한 공진단 효과는 사향, 녹용, 당귀, 산수유 등의 주요 약재를 몸속 환경과 체질적 특징에 맞게 배합할 때 좀 더 뚜렷하게 볼 수 있습니다. 따라서 공진단을 복용할 때는 현재의 건강상태를 명확히 파악하고 이에 맞게 각 재료가 배합될 수 있도록 해야 합니다. 만약 지병을 앓고 있거나 치료 목적으로 별도의 약을 복용 중일 때에는 처방받기에 앞서 주치의에게 자문을 구해야 합니다.

2. 복용법을 반드시 지킨다

간혹 공진단을 장복함에도 불구하고 별다른 약효가 나타나지 않는다고 말하는 경우가 있습니다. 이는 공진단 복용법을 준수하지 않았기 때문인 경우가 대부분입니다. 현재 권장되고 있는 방법으로는 아침 공복 상태에서 따뜻한 물과 함께 1~2환을 섭취하는 것입니다. 공복 상태에서 섭취할 때, 약재가 체내에 오랫동안 머무르면서 공진단은 가장 좋은 효과를 보입니다. 단, 체내 환경이 좋지 않거나 장부의 기능이 저하된 분들, 질병에 노출된 분들은 약재 대사과정에 문제가 생길 수 있으니, 주치의와의 상담을 통해 복용 여부를 결정해야 합니다.

3. 하루 세 끼를 규칙적으로 섭취한다

'좋은 컨디션'을 유지하는 건 수험생이나 직장인뿐 아니라 모든 현대인들에게 매우 중요한 일입니다. 좋은 컨디션을 유지하기 위해 공진단을 섭취하는 경우 큰 효과를 보는 게 사실입니다. 그런데 공진단이 더 빨리 좋은 효과를 발휘하도록 하려면, 하루 세 끼를 규칙적으로 섭취하는 게 중요합니다. 일정한 식사 패턴은 신체 리듬을 바로 잡고 내부 장기 기능을 향상시키는 데 도움이 됩니다. 더불어 식사 내용도 중요합니다. 인스턴트, 밀가루 등으로 대충 끼니를 때우면 소화불량, 복통, 속 쓰림 등의 위장장애에 시달릴 수 있습니다. 식단관리에 충실하면서 영양가가 있는 음식을 규칙적으로 섭취한다면 공진단의 효과 또한 극대화됩니다.

4. 적당한 신체 활동량을 유지한다

많은 수험생, 직장인들이 책상에 가만히 앉은 채로 긴 시간을 보냅니다. 이는 곧 몸의 움직임이 지나치게 적다는 뜻인데, 이렇게 한 자세로 오랫동안 있게 되면 자연스럽게 기혈(氣血) 순환의 흐름이 둔화되고 근골(筋骨)에 큰 부담이 가해지면서 몸 곳곳에서 근육통이 나타나게 됩니다. 이렇게 발현된 통증 역시 신체 컨디션을 저하시키며 학업에 지장을 주는데, 혈류의 흐름이 지나치게 둔화될 경우에는 더욱 극심한 통증이 나타날 수 있고 심할 경우 뇌(腦)에 충분한 양의 혈과 산소가 공급되지 않을 수 있습니다. 경우에 따라서는 다양한 전신증상이 발현되면서 치료를 받아야 하는 상황에 놓일 수도 있으니, 틈이 날 때마다 운동 및 스트레칭을 하며 경직된 신체를 이완시켜주는 것이 좋습니다.

5. 수면 부족이 되지 않도록 유의한다

충분한 시간 동안 잠을 자는 것도 무척 중요한데, 수면 부족은 곧 컨디션 저하 및 피로 증상으로 이어질 수 있습니다. 현대인들은 엄청난 스트레스 상태에 놓여있습니다. 더불어 긴장, 초조, 불안과 같은 감정들에 수시로 노출되는데, 이러한 심리적 변화 및 압박감에 상당한 에너지를 소비하다 보면 자연스럽게 컨디션이 저하되고 머릿속이 복잡해지면서 심신의 균형이 깨지게 됩니다.

앞에서 말했듯 충분한 시간 동안 잠을 자지 못하면 뇌를 비롯한 내부 장기 기능이 저하되면서 집중력, 기억력이 떨어질 수 있고, 전신에서 다양한 병증들이 발현되면서 일상에도 악영향을 끼칠 수 있습니다. 특히 몸 곳곳에 피로물질이 쌓일 경우 몸이 무겁고 나른해지는 현상과 함께 두통, 어지럼증, 시야장애 등의 전신증상들이 나타날 수 있으므로 이러한 병증들을 미연에 방지하고자 한다면 심신을 다스림과 동시에 충분한 시간 동안 숙면을 취해야 합니다.

에필로그
Epilogue

● 아내의 꿈을 이루기 위해 지어야 했던 공진단은, 결국 제 삶에 가장 귀한 선물이 되었습니다. 수많은 환자를 살리는 한의사, 마음과 몸의 병을 고치고 행복한 삶을 공유하는 한의사, 그러한 제 꿈을 이루는 데 공진단이 큰 역할을 해주었기 때문입니다. 진심은 옳은 길로 통하고, 노력은 절대 배신하지 않는다는 말은 제 삶에 진리처럼 실현되었습니다.

이 책에 담긴 수많은 사례 속 사람들처럼, 지금 이 세상에는 자신의 병의 이름도 모른 채 고통받으며 사는 사람이 너무나 많이 있습니다. 이 병원 저 병원을 전전하며 좋은 약들을 사 먹지만 어느 순간 제자리에 와 있는 자신의 모습을 보며 절망하기도 합니다. 그런 분들을 생각할 때마다 마음이 아프고, 좀 더 많은 환자를 돌보지 못하는 현실이 안타깝기도 합니다.

우리의 몸은 모두 유기적으로 연결되어 있으며, 어느 한 곳이 아프다는 것은 곧 우리 몸 전체에 문제가 생길지도 모른다는 사인이 되기도 합니다. 따라서 그저 증상만을 완화하는 처방으로는 몸을 다스릴 수가 없습니다. 양의학은 우리 건강을 지키는 데 반드시 필요하지만, 우리 몸의 문제는 증상만을 완화하는 치료로 되지 않는 경우가 더 많이 있습니다. 그럴 때는 근본적인 원인을 찾는 데 집중하고, 시간이 걸리더라도 차근차근 우리 몸 전체를 회복하는 데 집중해야 합니다. 제가 한의학을 선택하고 지금도 그 깊은 세계를 공부 중인 것은 바로 이러한 몸의 비밀을 믿고, 또 직접 경험했기 때문입니다.

저는 이 책을 쓰면서 사람들이 '공진단'에 대해서 제대로 아는 것은 물론, 건강을 지키기 위해 나무가 아닌 숲을 보면서 자신의 몸을 다스려야 한다는 사실을 알려주고 싶었습니다. 그러한 저의 마음이 잘 담겼기를 바랍니다.

이 책을 쓰는 동안 많은 분들의 도움이 있었습니다. 항상 저에게 영감을 주고 의사로서의 사명감을 북돋아 주는 내원자분들, 함께 일하는 한의원 식구들. 그리고 함께 책을 쓰고 수정하며 긴 시간 힘을 내준 아내와 가족에게 감사의 말을 전합니다.

이 책이 많은 사람들에게 꿈을 이루는 기적을 선물하기를… 소망합니다.

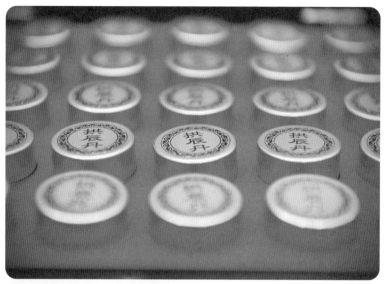

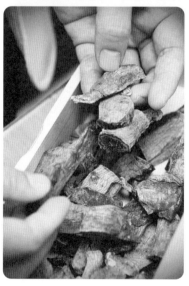

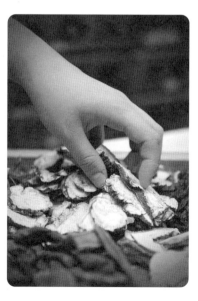

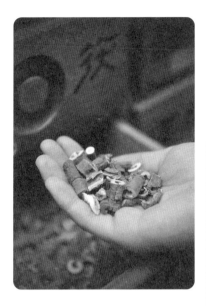

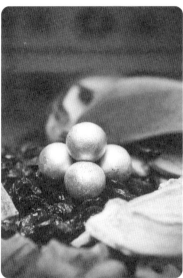

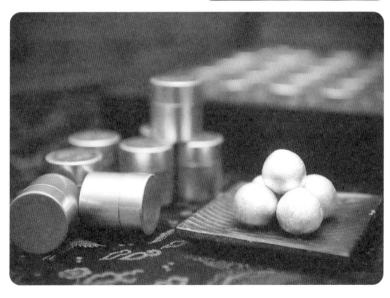

공진단의 비밀

펴낸날 초판 1쇄 2023년 7월 7일

지은이 장영용 · 이효선
펴낸이 정현미
펴낸곳 원너스미디어
출판등록 2015년 10월 6일 제406-251002015000190호
(07788) 서울시 강서구 마곡중앙로 161-8 두산더랜드파크 B동 1104호
전화 02)6365-2001   팩스 02)6499-2040
onenessmedia@naver.com

ISBN 979-11-87509-57-8 (03510)

이 도서의 국립중앙도서관 출판시도서목록(CIP)은 서지정보유통지원
시스템 홈페이지(http://seoji.nl.go.kr)와 국가자료공동목록시스템
(http://www.nl.go.kr/kolisnet)에서 이용하실 수 있습니다.

책임편집 서지영